口元美人を叶える

インビザライン矯正治療

〈監修〉村津大地
〈著者〉三嶋一平

幻冬舎MC

はじめに

昨今、マスクをつけて生活をすることが当たり前となり「マスク美人」という言葉が生まれています。文字どおり、マスクをしていれば美人だということを揶揄するものです。顔の3分の1を占める口元は、それほど表情に大きな影響を与えるのです。

「マスクを外した自分の顔にも、自信をもちたい」と矯正治療を考える女性たちは増えているものの、「矯正治療はしたいけど、歯につけるワイヤーが目立つから嫌……」「矯正をした経験者からは『痛くてつらい』と聞いたことがあるから怖い……」と、矯正に対してネガティブなイメージをもっている方が多いのが現状です。

ワイヤーを用いて正しい位置に歯を動かしていく――矯正治療のなかでこれまで最もメジャーであった「ワイヤー矯正」は、長年、歯並びに悩む人々を救ってきました。一方で、きれいになりたい女性たちからは「矯正装置が目立つのが嫌」と敬遠されてきたのも事実なのです。

きれいになりたいから歯並びを矯正するのに、なぜ見た目が良くないものを患者さんに装着してもらわなければならないのだろうか。18年前に矯正専門医になった私は、長年そんな思いを抱いていました。とはいえ、ワイヤー矯正以外に選択肢がなく、患者さんに対して「頑張った先にきれいな歯並びが手に入るから」と、説得し続ける日々を送っていました。

そんなときに出会ったのがアメリカで開発されたマウスピース矯正装置「インビザライン」です。

患者さんの口腔内を３Ｄスキャナーで読み取ってオーダーメイドの透明なマウスピースを作製し、理想的な歯並びになるまでマウスピースを取り替えながら０・25㎜ずつ歯を動かし矯正していきます。

透明のマウスピースは見事なまでに目立ちにくく、つけ外しも自分でできるので、食事のときや歯を磨く際には支障をきたしません。

「見た目が悪くなるのが嫌」という悩みを解消するだけでなく、機能面でもこれまでの矯正治療のなかで最も優れている、インビザライン。使わない手はないと確信し、2015年から当院でも導入しました。

今では「数年前にワイヤー矯正をしたけど嫌になって途中でやめてしまった」「目立たず痛くない矯正方法があるなら試してみたい」という患者さんたちからの相談が相次ぎ、実際にインビザラインを体験した人からは喜びの声を多くいただいています。

矯正治療で苦しむことなく、すてきな笑顔を手に入れる方を増やしたい——そのためにはインビザラインのすばらしさを発信することがなにより大切だと思い、一冊の本にまとめることにしました。

本書では、従来の矯正治療とインビザラインの違いを詳しく説明するだけでなく、矯正をしたあとに、より美しい口元にするための自宅で手軽にできるケアも紹介していきます。

この本を通じて、インビザラインに興味をもっていただき、口元に自信をもてる方が一人でも増えることを願っています。

口元美人を叶えるインビザライン矯正治療　目次

［第1章］

「目立つ」「歯磨きがしにくい」「痛い」……我慢が必要な矯正治療はもう古い！

美人の条件は〝Eライン〟が整っているかどうか

大きくて吸い込まれそうな瞳に長いまつげ――。つい見とれてしまい「なんて魅力的な人なんだろう」と思った相手が、いざマスクを外したら「想像していたイメージと違った！」……。このような経験がある方も多いと思います。

新型コロナウイルス感染症の蔓延によって、私たちはマスクをつける生活が当たり前になり、マスクで顔半分が隠れた状態が平常となりました。そのため、コロナ禍になってから知り合った人とマスクを外した状態で会ったら誰か分からなかった、顔の下半分を一度も見たことがないなんてこともしばしばあります。

コロナ禍の前までは「『風邪でもないのになんでマスクをつけるの？』と言われて嫌だったけど、今はコンプレックスの口元を堂々と隠せるからうれしい」と言う人もいるそうです。

輪郭や目鼻立ちなど何を「美」と定義するかは人それぞれ違います。好みもあるので当然です。しかし、そのなかでも「横顔美人の条件」として広まりつつあるものがあります。
それは、「Ｅライン（エステティックライン）」と呼ばれ、横顔において鼻の尖端と顎を結んだラインのことを指します。最も理想的なのはこのラインの内側に唇が位置していること。ただし、これは鼻が高い欧米人の基準で考えられているので、日本ではラインに唇が接する程度が好ましいとされています。

映画評論サイト「ＴＣ Ｃａｎｄｌｅｒ」が毎年発表している「世界で最も美しい顔１００人」に選ばれている女優やモデルの多くは、完璧なまでにＥラインが整った人がほとんどです。

そして、Ｅラインが整っている彼女たちにはもう一つ共通しているものがあります。

それは整った歯並びです。なぜなら、出っ歯や不正咬合など、歯並びになんらかのトラブルを抱えている場合は美しいＥラインを描くことができないからです。上顎が前に出ている「出っ歯」の場合は上唇が大きく外にはみだし、下顎が前に出ている「しゃくれ」の場合は下唇がはみだして、横顔のバランスが崩れてしまいます。

「女優やモデルは、もともと美しく生まれているけれど、私は違う。この顔を受け入れるしかない」と思っている人もいるかもしれませんが、矯正治療で歯並びを正常に戻すことで、理想的なEラインに近づくのです。

よく「この女優はデビュー当時と顔がまったく違うから、整形手術をしているはずだ！」「子役の頃とまったく表情が違うから怪しい！」と言う人がいますが、実際は歯並びを治しただけだったというケースは意外とあります。最近では矯正で歯並びを改善したことを自ら公言する芸能人も出てきました。もちろん、なかには本当に生まれつき美しい人もいるかもしれませんが、歯の矯正などの努力によって理想的な美しさを手に入れている人も多いのです。

矯正治療を諦めた人々

口元にコンプレックスを抱いている方の多くは「口元を気にすることなく人前で笑えるようになりたい」という願望をもち、一度は「歯科矯正」について考えたこともあると思います。しかし、その一方で矯正治療をしようか考えはしたものの、ワイヤー矯正へのネガティブなイメージから「やっぱりやめよう」と、矯正治療を諦めた方が多くいます。

私はこれまで矯正専門医として18年、たくさんの患者さんを診てきましたが、矯正治療について初めから前向きに考えている人はほとんどいませんでした。

「ただでさえ人前で歯を見せて笑うのが嫌なのに、ワイヤーなんかつけたら余計にコンプレックスになる……」

「ワイヤーをつけたら歯並びがきれいになることは分かるけど、我慢して長い間つけないといけないのは……」

など、ワイヤー矯正に対してマイナスの印象をもつ方は非常に多いのです。

ワイヤー矯正は、「ブラケット」という矯正装置を歯に取りつけ、そこにワイヤーを通します。そして、動かしたい方向に向かってワイヤーを締めることで歯に適切な力をかけて少しずつ移動させ、歯並びを整えていきます。歯の表面にブラケットがついた姿というのは、いくら顔のほかのパーツが整っていたとしても、どうしても見映えが悪くなってしまいます。ワイヤー矯正には従来の銀色の矯正装置のほか、白や透明など、目立ちにくいものもありますが、いずれにしても人の目が気になります。

患者さんは、口元の印象を良くしたいと思って矯正をするのに、口を開けるたびにワイヤーが見えてしまうのは、嫌で仕方がないだろうと日々治療を行うなかで感じていました。しかも、治療期間は約1~2年で、長い期間、苦痛を感じる状態が続きます。そんな矯正治療の現状を課題に思いながらも、

「でも、これを乗り越えたら絶対にすてきな笑顔が手に入るから一緒に頑張りましょう」

「最初はつらいだろうけど、明るい未来を想像しましょう」

「嫌だと思うけど、きれいな歯並びになるから信じて続けましょう」

と、私は患者さんを励ましてきました。それでも、心のなかでは「申し訳ないな」という気持ちを消せずにいたのです。

100年以上の歴史をもつワイヤー矯正

「歯を矯正する」という考え方は、実は紀元前1000年頃からあったといわれています。その証拠に、紀元前の矯正装置がヨーロッパで出土しています。太古の時代から、歯並びを治したい、歯をきれいに見せたいと思う人類の気持ちは変わっていないということが分

かります。

医師が本格的に歯列矯正に取り組むようになったのは18世紀頃のフランスです。近代歯科医学の祖と呼ばれるピエール・フォシャール氏によって、歯列矯正が一気に広まりました。

余談になりますが、フランスの王妃マリー・アントワネットは実は「下顎前突」といって、いわゆるしゃくれた顎であったといわれています。彼女の血族は皆一様に長くしゃくれた顎という特徴的な顔の型が遺伝していたので、のちに「ハプスブルクの顎」とも呼ばれるようになりました。ところが、現存している彼女の肖像画はどれもしゃくれていません。そのため、ルイ16世との婚姻前にフォシャール氏によって矯正治療を受けていたのではないかともいわれているそうです。

その後、１９００年代のアメリカで「近代歯科矯正学の父」といわれるエドワード・ハートレイ・アングル氏によってワイヤー矯正が確立されたといわれています。

現代の「ワイヤー矯正」は、１００年前と同じ原理で行われています。これだけ医学が発展していても、手法は昔から変わっていないのです。これは、視点を変えると「ワイヤー矯正」には約１００年分の豊富な症例があるということです。症例数の多さは医療にとっては非常に大きな財産であるため、長きにわたってワイヤー矯正が歯科矯正のスタンダードとして用いられてきたのです。

ワイヤー矯正のもつネガティブなイメージ

日本では矯正治療をネガティブに考える人が多いのですが、欧米では反応がまったく異なります。歯にお金をかけることが社会的ステータスの一つでもあるので、口元に違和感があるのに矯正をしていない人に対しては「歯科矯正ができないほど経済的に貧しい」と思うのだそうです。そして、歯並びが悪い人は「育ちが悪く教養がない」とみなされてしまい、ビジネスの場面では「自己管理のできない、仕事のできない人」というレッテルを貼られることも多いのです。

また、ワイヤー矯正のマイナス面は見た目だけではありません。最も大きなデメリットは、24時間ずっと装着しなければならないため、食事のときに食べものが挟まりやすいという点です。さらに、器具がついていることで歯磨きがしにくく、ワイヤーの隙間に食べかすなどの汚れが溜まるので、虫歯にもなりやすいのです。

ワイヤー矯正に欠かせないブラケットは当初は金属が主流でしたが、最近は審美的な視点を考慮して、セラミックや合成樹脂などでできた白や透明の目立ちにくいものが使われるようになっています。ところが、これらは金属に比べて強度が低いため、頑丈にするにはある程度の厚みが必要なため、ブラケットの一部が頬や唇の内側に当たってしまい、傷や口内炎ができるなど、痛みを訴える人も数多くいます。

また、歯をワイヤーで無理やり締めつけて移動させるので、ギリギリとした痛みを感じる場合もあります。なかには「豆腐を噛むことができないほど痛い」と苦しむ人もいて、痛みに耐えられずに途中で矯正をやめてしまう人が多くいるのです。

我慢しなくていい矯正治療

もちろん、歯科医師たちも患者の「ワイヤー矯正は格好悪い」「矯正は痛いからやりたくない」という声に、耳を傾けてこなかったわけではありません。

１９７６年には藤田欣也先生という日本の歯科医師が世界で初めて舌側矯正治療（リンガルブラケット法）をアメリカ矯正歯科学会誌で発表しています。

これはそれまでスタンダードだった、歯の表側に矯正装置をつける方法ではなく、歯の裏側にリンガルブラケットという器具をつけるという方法で、圧倒的に目立ちにくく、人目が気にならないのが最大のメリットです。

ほかにも下の歯の表側にブラケットをつけ、器具が目立ちやすい上の歯だけ歯の裏側にリンガルブラケットを装着する「ハーフリンガル矯正」というものもあります。しかし、いずれにしても歯の裏側はただでさえ磨き残しが多い部分なので、ワイヤーがあることでさらに食べものが挟まりやすくなり、歯磨きがしにくくなります。また、舌の動きを阻害しやすく、しゃべりにくくなるというデメリットもあるのです。

その後、ブラケットだけでなくワイヤーも目立たないよう、歯と同じ白で色をつけた「コーティングワイヤー」や、ブラケットをピンクや青などカラフルな色にして、矯正治療そのものを前向きに楽しんでもらおうという「カラーエラスティック」という矯正装置も一時は人気になりました。ところが四六時中ワイヤーをつけていると、コーティングがはげてきたり、カラーブラケットは余計に目立って恥ずかしいといった声が上がったりして、さほど浸透はしなかったのです。

このように、矯正治療が抱える問題に歯科医師たちは向き合ってきましたが、すべてを解決する策はなかなか見つからないままでした。

「目立たない」という審美的な部分はクリアされても、虫歯ができやすい、歯磨きがしにくいなどといった、歯に悪影響を及ぼしかねない療法を、矯正専門医として推奨してもいいのだろうか。どうしたら患者さんにできるだけ負担をかけることなく「自信をもって笑えるようになりたい」という願いを叶えてあげられるのだろうか。

そんな悩みを抱えていたときに、一つの光が私のもとに差し込みました。

矯正していることを人から気づかれることなく、ごはんもおいしく食べられ、自分で着脱できるので不快感を最小限まで減らせる……。そんな画期的な矯正方法が誕生したのです。

第2章

口元美人はマウスピース型矯正〝インビザライン〟でつくれる

インビザラインとは

インビザラインとは、透明なマウスピースで行う歯科矯正です。アメリカで開発され、1999年にアメリカで販売開始、2006年から日本でも販売が始まっています。現在では、世界100の国や地域で導入され、施術を受けた患者は1000万人にのぼっています（2021年5月現在）。

よく「インビザラインと従来のマウスピース矯正はどう違うのか」と尋ねられることがあります。双方の違いの一つはマウスピースの型取り・設計が「デジタル」かそうでないか、ということです。

ここ数年でアメリカの歯列矯正の主流は従来のワイヤー矯正からインビザラインに変わってきています。

従来のマウスピース矯正は1～2週間ごとに通院し、歯の動きを見ながらその都度、歯型を取り直し、取り替えるマウスピースを作製しなければなりませんが、実はこの歯型を取る作業は、患者さんにとっても医師にとっても負担です。

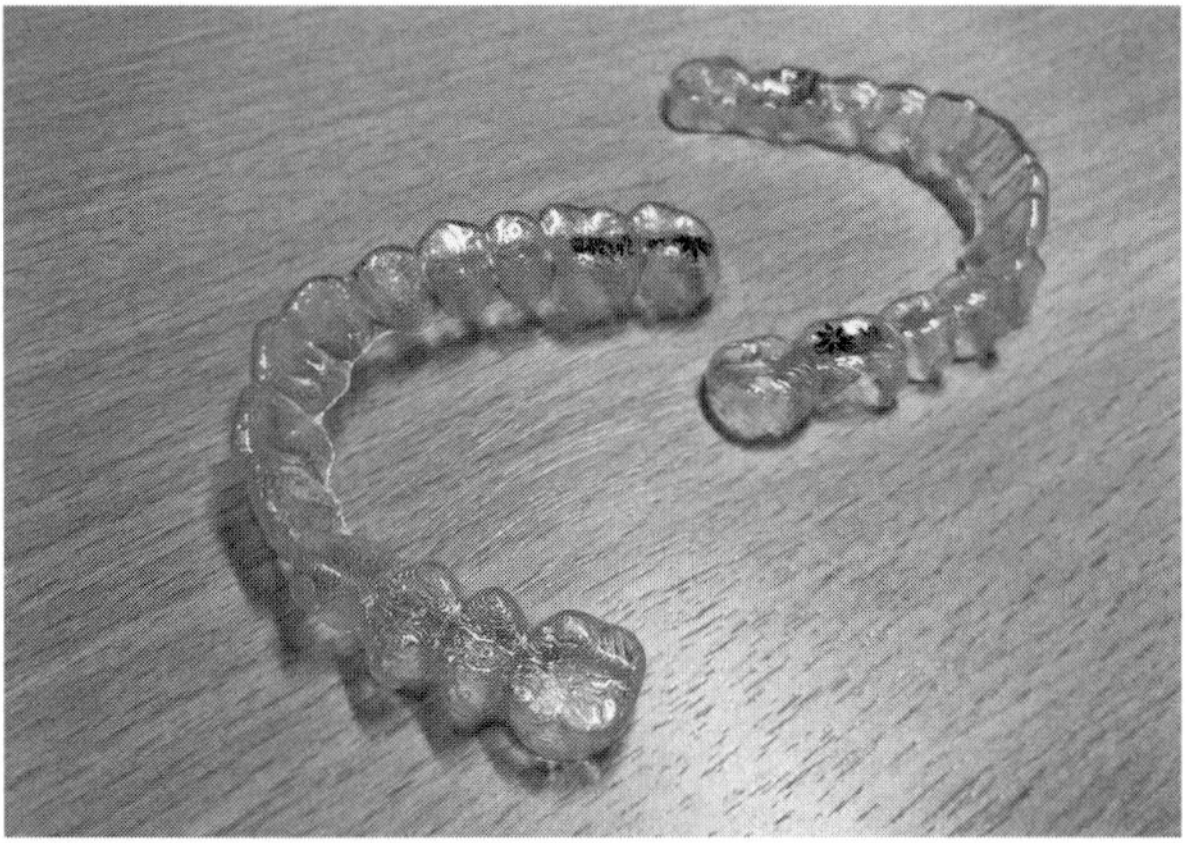

写真１：インビザライン

　まず、どろっとしたシリコン製の印象材を、患者さんの歯に押し付けます。患者さんにはシリコンが固まるまでじっと待っていてもらわなければなりません。なかにはその不快さに気分が悪くなり、嘔吐感を催す人もいるほどです。しかも歯型を取り外すときに変形してしまったり、シリコンがしっかりと歯に密着していなかったりした場合には、一からやり直さなければなりません。患者さん側、医師側双方の負担が非常に大きいのです。さらに、そうまでして出来上がったマウスピースをいざ装着してみると患者さんの歯に合わなかった……といったトラブルもよく起きていました。

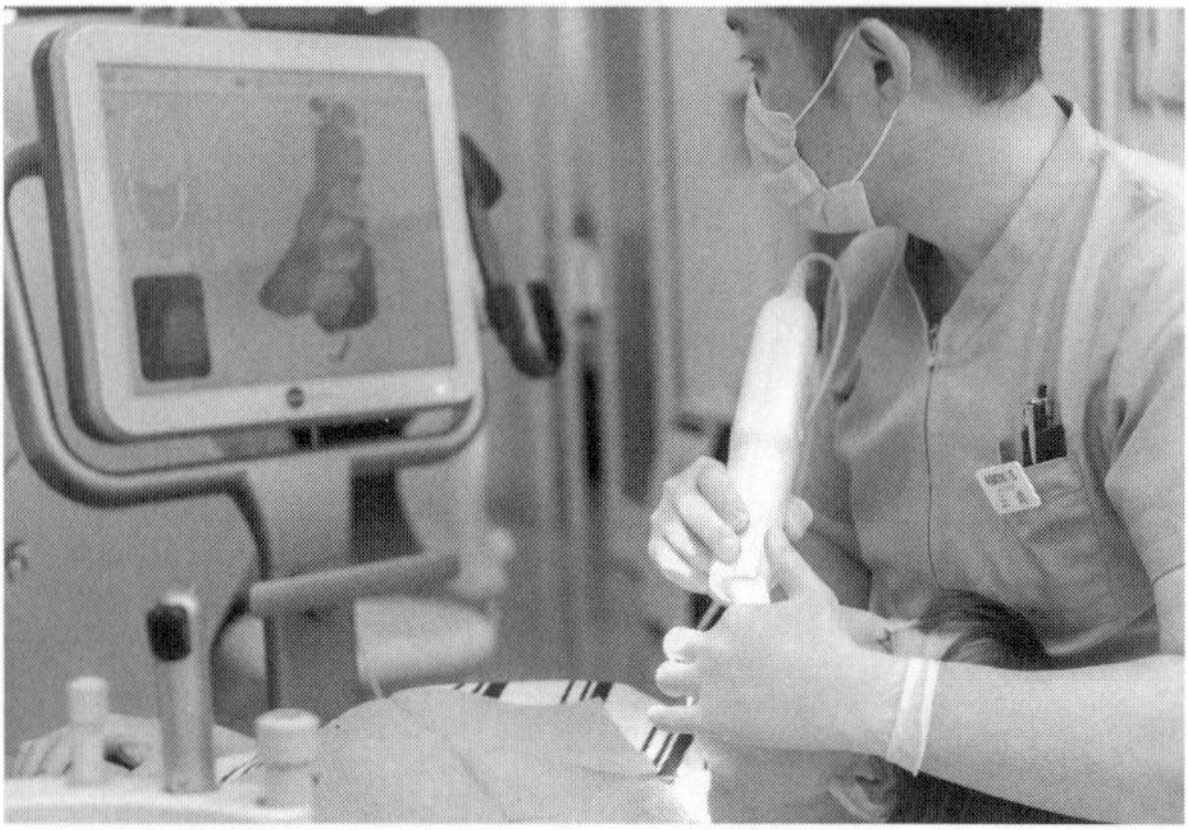

写真2：iTeroでのデジタルスキャニングの様子

一方、インビザラインでは「iTero（アイテロ）」という3Dスキャナーを使って口腔内をデジタルスキャニングします。スティック状のカメラで1秒間に約6000枚ものスピードで高速撮影されるため、より短時間かつ精密に口腔内の状況を把握することができるのです。しかも、出来上がったマウスピースはシリコンを使ったときよりもはるかに精度が高く、驚くほどフィットします。

さらに「クリンチェック」というシミュレーションソフトなら現在の歯並びはもちろん、どのように歯が移動するのかを3D動画を使ってシミュレーションできるため、治療計画が目に見えて分かります。「治療を続け、こんなふうに歯が整うなら頑張ろう」と患者さんのモチベーションアップにつながります。だからこそ、「こんなに痛い思いをしているのに本当に治るのだろうか……」と不安を抱えながらワイヤー矯正を続けるよりも、結果が出やすいのです。

また、従来のマウスピース矯正では、通院のたびに患者さんの歯の状態を確認し、何度もマウスピースを作製する必要ありましたが、インビザラインの場合は、初回のデジタルスキャニングで治療完了までのすべてのマウスピースを作ることが可能です。

なぜそんなことができるのかというと、過去にインビザラインで矯正治療を行った世界各国の患者の膨大な症例がデータとして集まっているからです。

さらにクリンチェックが優れているのは抜歯をした場合としない場合のシミュレーションの比較もできるという点です。個人的にはよほどのことがない限りは患者さんの歯を抜く選択はしたくありませんが、患者さんにとってはパターンの具体例を見せたほうが、より良い判断をしてもらえます。もともとインプラントが入っている場合などでも、さまざまなシミュレーションが可能です。

インビザラインの症例数が増えれば増えるほどクリンチェックの精度も上がっていきま

す。１００年前からあまり変わっていないワイヤー矯正に対し、インビザラインはものすごいスピードで日々進化し続けているのです。

インビザラインの主なメリットは５つあります。

・透明のマウスピースで目立たず治療ができるので人の目が気になりにくい。
・自分で取り外しができるため、ワイヤー矯正と比べると虫歯のリスクが低い。
・マウスピースを何度も作る必要がないので通院回数が少ない。
・マウスピースは金属アレルギーの心配がない。
・ワイヤー矯正に比べると装置が外れたり、痛みが生じたりするなどの治療中のトラブルが少ない。

これまでのワイヤー矯正のデメリットを解消する、まさに理想的な矯正方法といえます。

唯一のデメリットといえば、取り外しが自由にできるために、患者さん自身が意識的に装着をしないと治療が計画どおりに進まないという点でしょう。

ところで「ワイヤー矯正と比べ、マウスピース矯正は効果が出にくい」という声を聞いたことがありますが、それは大きな間違いです。

インビザラインで使用するマウスピースは1枚につき0・25㎜という非常に精緻な単位で歯を動かすことができます。

また、マウスピースを1週間ごとに交換すると考えると1カ月に使う枚数は4枚です。0・25㎜×4枚で、1カ月だと1㎜動く計算になります。ワイヤー矯正の場合は、1カ月に動かせるのは0・5～1㎜です。実は、移動量はどちらもさほど変わらないのです。

さらにインビザライン矯正治療では光加速矯正装置で近赤外線を歯茎に照射すると治療期間をより短くすることができるのも特徴です。

歯茎の中には「歯槽骨《しそうこつ》」という骨があります。マウスピースで圧力をかけられた面の歯の根っこが歯槽骨から離れようと動きだし、その反対側の面に歯が押し付けられることで新しい骨が作られて、少しずつ歯列が整っていくというのが矯正治療で歯が動く仕組みです。

　このとき、歯槽骨に近赤外線を当てると血流が良くなり、組織が活性化されます。すると歯槽骨が壊されて新しい骨が作られるサイクルも必然的に短くなるというわけです。また、歯の周りの組織が活性化することで痛みが軽減するというメリットもあります。

　どのくらい短縮できるかは患者さんの年齢や歯の状態によって異なりますが、研究結果では、最大で66％も短縮できることが報告されています。仕事が忙しくてできるだけ早く治療を終わらせたいという方や、結婚式や発表会など、特別な日までに確実にきれいな口元を手に入れたい方にはぜひおすすめしたい方法です。

インビザラインとの出会い

　私がインビザラインを導入したのは2015年のことです。

　もちろん日本で取り扱いが始まった2006年頃からその存在は知っていて、スタートアップセミナーにも足を運んでいました。しかし、当時は「マウスピースでは難しい症例は治せない」と矯正医の間ではいわれていて、私自身も「面白い矯正方法が登場したな」

［図表1］歯の移動する仕組み

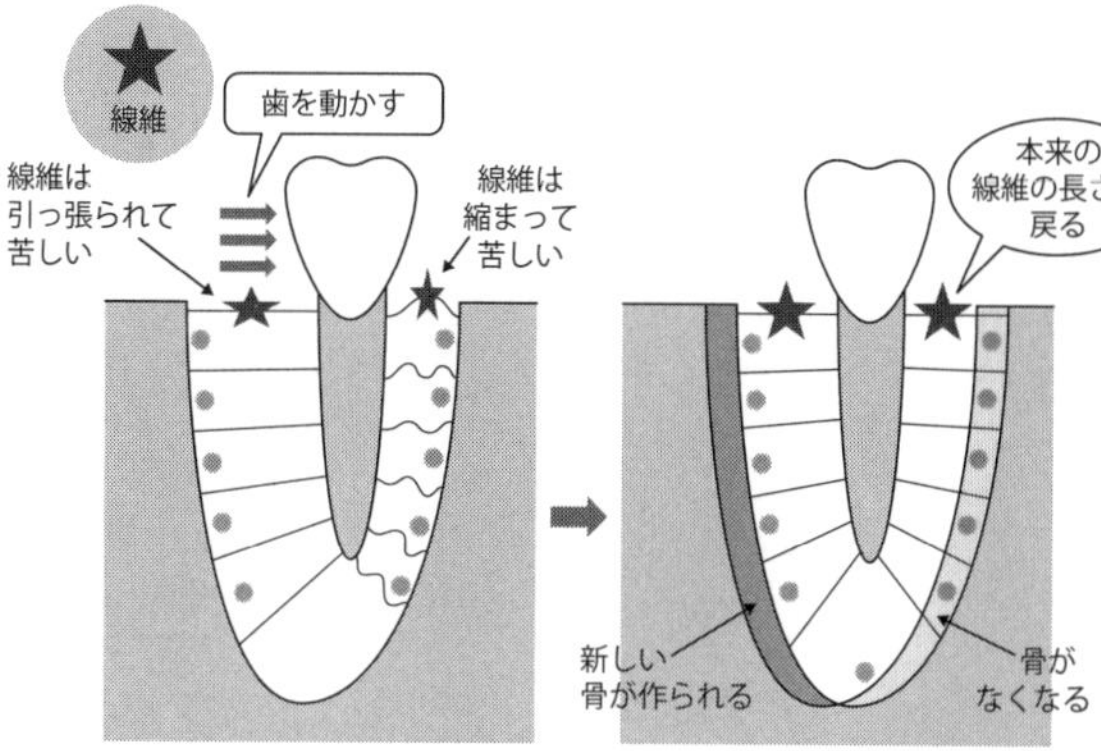

と興味深く思う一方で、そうはいってもワイヤー矯正が最も効率的だろうと考えていました。

　また、インビザラインを導入するとなると、新たな知識をインプットしなければなりません。しかも、医師の長年の知識と技術でアナログ的に施術するワイヤー矯正とは違い、インビザラインはデジタルなのでシステムの取り扱いに関する勉強も必要です。入念に検討しないと、負担が大き過ぎると思ってそれ以上はなかなか踏み出せずにいました。

　しかし、あるときインビザラインを先駆けて導入した歯科医の発表を学会で聞いたことで、それまでの考えがガラッと変わりました。

ワイヤー矯正をもってしても非常に難しい症例を、インビザラインだけできれいに治していたのです。

「マウスピースでこんなに変わるなんて……！」

感動というより、なぜこんなにも優れた矯正方法を今まで試さずにきたのだろうか、とショックを受けました。もしかしたら私が二の足を踏んでいる間にも「ワイヤーが嫌だから」と、矯正治療を諦めてしまった患者さんがいたかもしれない……。今こうしている間にも、つらい思いをして矯正している人がいるかもしれない……。そう考えると、いてもたってもいられなくなりました。

そこからインビザラインを私のクリニックでも提供したいと思い、インビザラインに関するさまざまなセミナーを受講しました。そして、２０１５年にクリニックで導入することになったのです。

実際にインビザラインによる治療を始めると、治療前に行うカウンセリングから変化を感じました。ワイヤー矯正を行っていた頃には、

「なぜ矯正をしたいんですか」

「歯並びを良くして、大きな口で笑いたいからです」

「じゃあ、ワイヤー矯正をしましょう」

「でもワイヤーがついている間は、余計に口元が気になってしまいそうで……」

「うーん、そうですよね。つらいですよね……。でも、頑張ったら思い切り笑える日が必ず来ますから、それまで一緒に頑張りましょう！」

「でも……」


カウンセリングは終始このような感じでした。自分でもワイヤーのデメリットを感じながらも「これしかない」と、必死に患者さんを説得していたのです。

しかし、インビザラインを始めてからは堂々と自信をもって「矯正を楽しみましょう！」と言えるようになったのです。モニター上で「こんなふうに歯が動いていきます」と伝えたときにきらきらと輝く患者さんの瞳を見ることがどんなにうれしいか。「私の歯でもここまで治せるのなら、頑張りたいです！」と、ゴールを一緒に共有することで非常に前向きなカウンセリングができるようになりました。

インビザラインが浸透しない理由

インビザラインが登場するまでの矯正医は、歯の模型をもとに「こっちに動かせばいいのではないか」「ここに力を加えたら希望どおりに動いてくれるのではないか」と、自身の経験と技術だけを頼りに頭のなかで歯の動きをシミュレーションして矯正治療を実施してきました。医学がこれだけ進歩しているのにだいぶアナログなことをしていると驚かれるかもしれませんが、こうした職人気質なところが、矯正医のプライドを保っていたという面もあります。

ところが、インビザラインの場合はコンピュータの画面上に出てくる３Ｄをもとに、考えなければなりません。

これまでの概念も道具もすべて変えて新たな知識を取り入れるのは、矯正医としての経験が長ければ長いほど大変なことです。それぞれの医師たちは自分がこれまでやってきた実績に誇りをもっていますから「機械ごときに負けない」という意地も芽生えてしまうのです。なかなかインビザラインを始める矯正医が増えない理由はここにあるのではないかと私は考えています。

しかし、今はあらゆる分野にデジタル化の波が押し寄せていて、歯科矯正もその流れに逆らうことはできません。「ワイヤー矯正には100年以上の歴史があるからすごいんだ」と、そこに固執する理由はもはやないと思います。良いものはどんどん取り入れてこそ、歯科業界の未来は明るくなっていくはずです。

また、日本各地の矯正歯科医の多くが所属する学会という団体のあり方にも、インビザラインが浸透しない理由があるのではないかと思っています。学会では年功序列が基本で、上の立場には年配の方が多くいます。つまり、ワイヤー矯正に関してはかなりの知識と経験、技術を持ち合わせている方がたくさんいるということです。

そして長年築き上げてきたワイヤー矯正の技術に固執するあまり、インビザラインのような新しい方法を受け入れまいとしている人もいます。その証拠に、今でもある学会ではインビザラインを正式な矯正治療の方法として認めていません。認定医の症例にマウスピース矯正で治療したものは含まれませんし、マウスピースは日本では医薬品医療機器等法対象外の装置であることから、危険視すらしている人もいるのです。

もちろん、年配の方でもインビザラインを積極的に取り入れている医師もたくさんいますから、一概にはいえません。しかし、矯正医としての道を歩む以上は学会のいうことに従い、ワイヤー矯正を選んだほうがいいと判断する医師が多いのです。

私は、ワイヤー矯正の優れている点ももちろん理解しており、これまで数多くの先達が大切に築き上げてきたワイヤー矯正の歴史があるからこそ、現代でも数多くの矯正医たちが活躍できているのだと、感謝もしています。それでも、これからの時代はインビザラインのようなマウスピース矯正が主流になると思うのです。一日も早く学会の方々にも認められる日が来ることを願ってやみません。

最新技術こそこれまでの経験が問われる

「歯の動きを機械がすべてシミュレーションしてくれるなら、誰がやっても同じなんだし、そんなに難しくないのではないか」

インビザラインがデータをもとに作られているという話をすると、たいていの人はこんな疑問をぶつけてきます。しかし、インビザラインこそ、歯科矯正に関する基礎的な知識と高度な技術、なにより経験値が治療結果に大きな影響を与えます。

まず、いちばん重要なことは、クリンチェック作成の前に患者さんの状態を写真、レントゲン、CT、スキャンデータなどから正確に把握し、診断を立てるのはデータではなく医師であるということです。この診断が間違っていると、不適切なクリンチェックが出来上がってしまいます。クリンチェックはあくまでシミュレーションソフトに過ぎないので、どうにでも並べることができてしまうからです。しかし、実際に治療を施すのはデータ上ではなく患者さんの体の中なので、顎の骨の状態や歯の根との位置関係などを正確に把握したうえでクリンチェックに反映させなければ、正しい治療は行えません。

なにより、クリンチェックは治療を担当する医師の「指示」のもとに作成されます。どの歯をどの順番で、どの方向に何ミリ移動させるかを事細かく指示するのはソフトではなく医師自身なのです。

「この人の場合はこんな歯の動き方はしないだろう」「ちょっとこれは無理があるのではないか」というようなシミュレーションをシステムが提案してくるときもしばしばありま

す。そんなときは矯正医の腕の見せどころです。これまでの経験を活かし、治療計画を何度も練り直すのです。画面上では歯並びが整っていく様子を見ることができても、実際に動くのはデータではなく患者さん自身の歯です。その点は、実際に患者さんの口腔内を見せてもらったりこれまでの生活習慣を聞き取ったりしている医師だからこそ分かることもあるはずなのです。３Ｄスキャニングでマウスピースを作って患者さんに渡したからといって、治療が自動的に進んでいくわけではありません。

例えば計画どおりに歯が動いていない場合、その都度「どこを調整すべきなのだろうか」と考えるのは、医師自身です。そのときには膨大なデータではなく目の前にいる患者さんをしっかり見なければ答えは出てこないのです。

ということは、もしも初めにつくった治療計画がいい加減だった場合、思ったとおりの結果が得られずにマウスピースが使えなくなることもありますし、治療期間もそのぶんだけ延びてしまいます。なかには実際の歯の動きをきちんと理解しないままに無理な治療計画を立ててトラブルを起こしてしまったというケースもあります。

解剖学的な確かな知識がベースにあってこそ、インビザラインは活かされるのです。

クリニック・医師の選び方

インビザラインを希望する人に絶対に覚えておいていただきたいのは、インビザラインドクターのなかには世界共通のランクがあるということです。

このランクはインビザラインによる症例数をもとに分けられているので「症例数が多い先生のほうが安心できる」といった方などには、医師選びの指針になると思います。矯正認定医であり、かつインビザライン公式の称号をもっている先生を見つけることが望ましいでしょう。

ただし、注意しなければならないのはこの症例数は1年ごとにリセットされるという点です。

例えば、２０１９年に21症例の実績があったとしても、翌年には11症例に減った場合には「ゴールド・プロバイダー」から「シルバー・プロバイダー」に下がってしまいます。

また、信じがたい話ではありますが、治療計画を自分でつくらず、外部に委託して症例数だけ稼いでいる医師や、治療を途中でやめてしまった患者さんの症例も数に含めている

［図表2］インビザライン・ドクター世界共通の7ランク

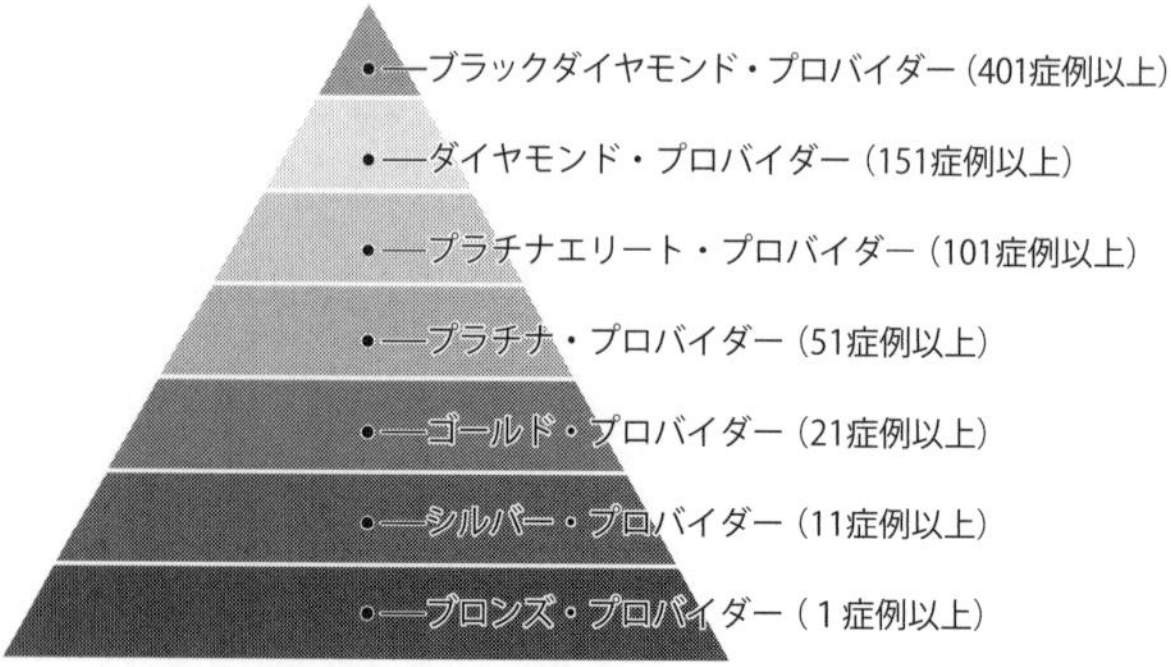

医師もいます。数字だけ見ればランクは上がるので、これをアピールして患者さんに治療をすすめるのです。こういった罠を見破る方法は簡単です。カウンセリングを受ける際に「過去の症例をできるだけたくさん見せてください」とお願いしてみることです。きれいに改善されている症例写真がたくさん出てきた場合は、一定の水準で治療をしてくれると判断できます。あるいは「治療計画はどなたが立てるんですか」という質問も有効でしょう。自分の言葉でしっかりと治療計画を説明してくれる医師でなければ信用してはいけません。質問したことに対して、少しでも言葉を濁すようであればやめておいたほうがいいと思います。

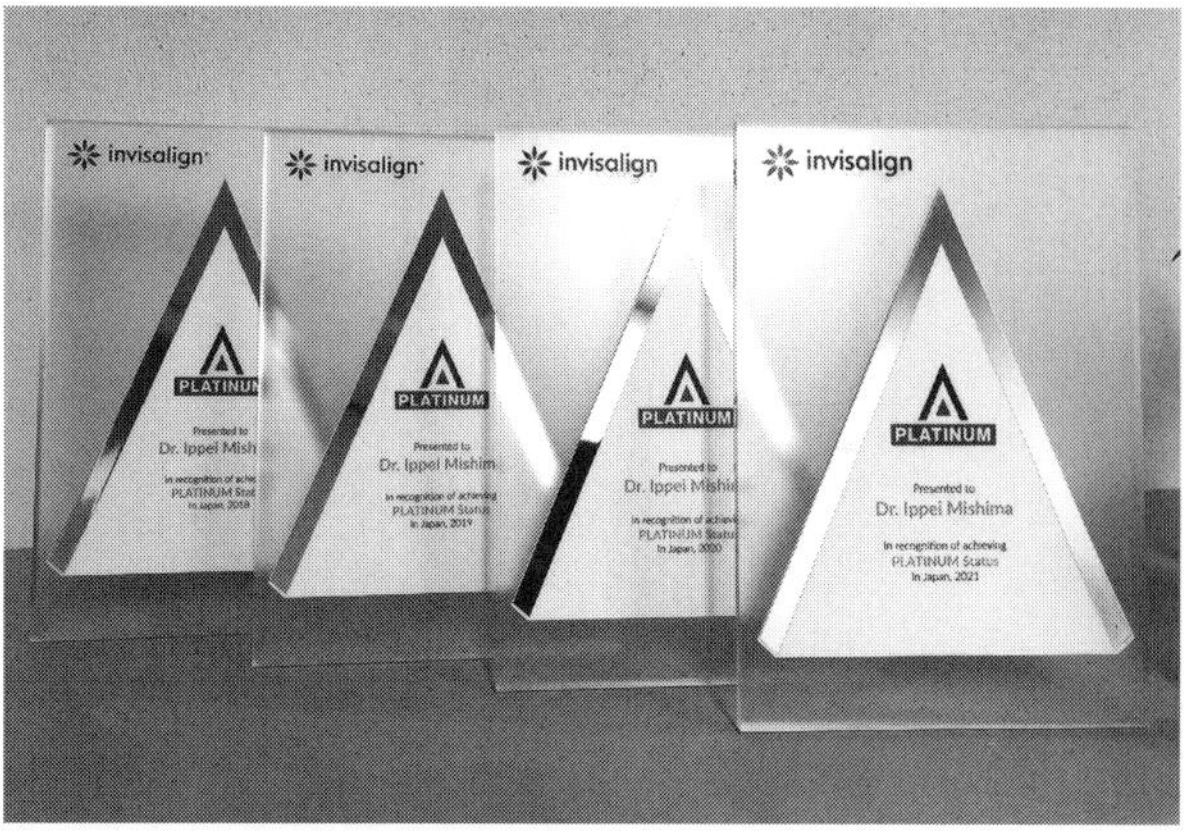

写真3：インビザラインの認定盾

歯科矯正にかかる期間は決して短くありません。何年も通院するのは意外と大変なので、本人の強い意志がないと矯正は続かないのです。そして、強い意志を維持してもらうためには、医師が患者さんのモチベーションを上げることも大切です。もしも「この先生は本当に私の口元のことを一緒に考えてくれているのだろうか……」とか「この先生はいつも無愛想で一緒に治療を頑張ってくれる感じがしない……」と少しでも違和感を覚えた瞬間があれば、別の医院を受診することをおすすめします。治療にかかる費用は決して安くはありませんから、後悔しないためにも実績とランク、そして医師の人柄や相性もふまえて、検討してください。

ちなみに、インビザラインはほかの矯正と同様に「保険外治療（自由診療）」のため金額は医院によって異なります。つい「治療費が安いほうがいいや」と考えがちですが、より良い医療を追求するにはどうしてもコストがかかってしまうものです。また、腕に自信のある医師であれば、わざわざ技術を安売りして患者さんを集めるようなことはしません。ほかと比べて極端に安い場合は、良い治療をするために必要なコストまで削減している可能性も考えられます。金額だけに左右されずに、自分が本当に求めているものは何なのかを考えたうえで、納得のいく医院や医師を見つけられることを願っています。

治療の流れ

インビザライン治療の流れは７つに分けられます。

①カウンセリング

初めにカウンセリングを行い、患者さんの歯の悩みや矯正治療への不安、希望などを具体的にヒアリングします。

次にｉＴｅｒｏを使って口腔内を撮影し、コンピュータの画面上に口腔内を映し出して、患者さんにお見せします。自分の口の中を詳細に見る機会はあまりないので、多くの人は「まさかここまでひどかったなんて……」とショックを受けますが、現状を把握することは矯正治療を始めるうえではとても重要なことです。

ほかにも医師が口の中の状態を確認して必要な処置や治療プラン、おおよその治療期間についてもカウンセリング時に説明します。

②精密検査

カウンセリングのあと、患者さんがインビザラインによる治療を選択したら、治療計画を立てるために次の精密検査を行います。

・レントゲン撮影（頭蓋骨や顎の骨、歯根の状態をチェック）
・顔面・口腔内の写真撮影（顔と歯のバランス、歯並びの状態を把握する）
・口腔内のスキャニング撮影（マウスピースの型を取るため）

スキャニングしたデータはアライン・テクノロジー社に送られ、３Ｄ動画によるシミュレーションが届きます。検査には30～40分ほどかかります。

③治療計画を立てる

アライン・テクノロジー社から送られてきた動画などのデータをもとに、治療のゴールを設定し、患者さんと共有します。パソコンの画面上で歯を動かす順番や動かす距離、向きなどの計画を綿密に練り、患者さんの合意が取れたらマウスピースの発注をします。

④治療開始

マウスピースを発注後、２週間ほどすると治療終了までに使用するすべてのマウスピースが出来上がります。初回はつけ方や取り外し方、注意事項などの説明をして2枚だけお渡しするので、２週間おきに患者さん自身で交換してもらうことになります。１週間で交換するよう指示する医院もありますが、当院では、最初の2枚は2週間おき、と決めています。マウスピースは食事や歯磨きのときを除き、１日20～22時間ほど装着しなければならないため、まずはマウスピースの装着感を体になじませるために、交換のスパンを長く取るようにしています。

ちなみにマウスピースの洗浄方法は、歯ブラシでブラッシングしたり、水でサッと洗い流したりする程度で構いません。通常は1～2週間で新しいものに替えるので、そこまで汚れることはありませんが、汚れが気になる場合にはマウスピース専用の洗浄剤を用い、清潔に保つようにしてください。

また、外食の際には、外したらすぐに専用のケースに入れることを心掛けてください。特にインビザラインを始めたての頃は一度外すとつけ忘れる人が意外と多く、ケースに入れていなかったがために飲食店のスタッフがゴミと間違えて捨ててしまった……などというトラブルもまれに起こっています。

⑤アタッチメント装着

治療を開始してから約1カ月後に経過観察を行い、きちんとフィットしていたか、1日20～22時間の装着時間は守れているかなどを確認し「アタッチメント」を装着します。

アタッチメントとは、歯の表面につける突起のことです。歯の色と同じコンポジットレジン（CR）という合成樹脂を使って装着します。見た目はまったく違和感がありません。アタッチメントにマウスピースを引っかけると、歯にかかる力の方向性を調整できるようになるのです。また、チェックの際にアタッチメントが印となり、歯の動きにずれが生じていないかどうかの判定材料にもなります。

このほか、状況に応じてマウスピースにボタンのような装置をつけてゴムを引っかける処置を施すこともあります。これは、歯列全体のずれや上下の歯の隙間がある場合にゴムの力を利用して噛み合わせを調整するものです。「ゴムをかけたまま生活するの⁉」と思われそうですが、通常の輪ゴムよりも柔らかいので違和感はそこまでありません。

また、場合によっては歯の表面のエナメル質をわずかに削って左右の歯の配列を整えるディスキング（ＩＰＲ）を施すこともあります。矯正＝抜歯というイメージをもっている方もいますが、歯科医師の多くはできることなら健康な歯はそのまま残しておきたいと思っています。ディスキングは、むやみに抜歯をしなくて済むようにするための処置でもあるのです。

⑥定期確認

その後は原則として1～2カ月おきに来院していただきます。毎回、4～8枚のマウスピースを渡すので、来院の目安としては4枚目の装着が終わった頃と考えるといいでしょう。定期チェックでは「装着時間を守っているか」「マウスピースは正しくフィットしているか」「アタッチメントが外れていないか」「虫歯はできていないか」といったことを確認します。わずかなずれが結果に影響するので、少しでも違和感がある場合は必ず伝えてください。

ちなみに、マウスピースのトータル枚数は、治療が比較的簡単な場合は20～30枚ほど、複雑な場合は60～90枚ほどです。治療期間も症状によってさまざまですが、大体1～2年が平均です。

⑦保定

当初の治療計画で作ったマウスピースを使い終わった段階で、噛み合わせを確認し、最初のシミュレーション画像と実際の歯の変化を比較します。このとき、もしも微調整が必要な場合は再度スキャンをし、追加のマウスピースを作って治療を継続します。

予定どおりに歯が整列したことが確認できたら、治療は終了となります。しかし、治療後も歯はまだ動きやすい状態になっているので注意が必要です。これまでマウスピースによってかかっていた負荷から解放された歯はもとの位置に戻ろうとする習性があるのです。また、舌のクセで不適切な力がかかってしまい、歯列が再び乱れる可能性もあります。そのため、治療後はしばらくインビザライン固定用のマウスピース（リテーナー）をつけて生活することをおすすめしています。

これは治療で使うマウスピースと比べ、破損や変形の心配が少ない材質で作られており、30％以上も強度が高く、丈夫にできています。

ただ、治療用のマウスピースと違って、経過観察のなかで問題がないことが確認できれば、少しずつ装着時間を減らせます。例えば「最初の1カ月は1日20時間装着する」「1年後は睡眠時だけ装着する」といった具合にステップを踏んで装着時間を短くしていきます。

矯正治療は大人になってからでも遅くない

矯正の相談に訪れる人のなかには「私の親は幼い頃に矯正治療をしてくれなかった……」とか「大人になってからの矯正治療は手遅れと聞いたことがあるのですが……」といったように「今からでは遅いのではないか」という不安を抱いている人もいます。

大人は確かに、成長期の子どもと比べると歯の移動速度は遅いですし、顎の骨も出来上がっているので時間がかかるのは事実です。しかし、見方を変えれば顎の成長発育の過程を考えなくていいので、治療がより計画的に進められるということです。また、子どものうちは矯正器具を装着するのを面倒くさがったり、口の中の違和感に耐えられずに泣き出したりすることもあり、どうしても大人以上に努力や我慢を強いなければなりません。小児矯正のほぼ１００％が親の希望で開始されるのですが、どんなに親がやる気でも本人が消極的な気持ちのままだと途中で諦めてしまうことも少なくありません。

ところが大人になり、自ら矯正を希望する人はその治療の大切さや必要性をしっかりと理解したうえで治療に臨むので、非常にスムーズに進みます。また、「絶対に治す」という決意が見られ、治療に前向きに取り組んでいるようにも思います。

事実、私のもとにも「この年になってまた気になり始めたのでインビザラインを試したい」という50、60代の方が相談に来られます。

ですから、矯正治療を始めるのに「遅い」などということはありません。「矯正をしたい」と思ったその瞬間が、始め時です。

美容にはお金をかけるのに……

インビザラインに限らず、歯科矯正は基本的には保険診療の適用外となるため、治療にはそれなりのお金が必要です。矯正治療を始めたいと思う人の多くが気になるのは、やはり「治療費」でしょう。図表３は調査をもとに割り出した矯正治療にかかる平均費用です。

患者さんの希望や口腔内の状態、矯正方法や支払いのプランなどによって異なりますが、平均すると１００万円前後かかっていることが分かります。金額だけを聞くと「歯並びを整えるだけなのにそんなに費用がかかるのか……」と思うかもしれません。

図表４は、都内に住む20～60代の女性５００人に美容にかける費用についてアンケート

［図表3］矯正治療にかかる平均費用の割合

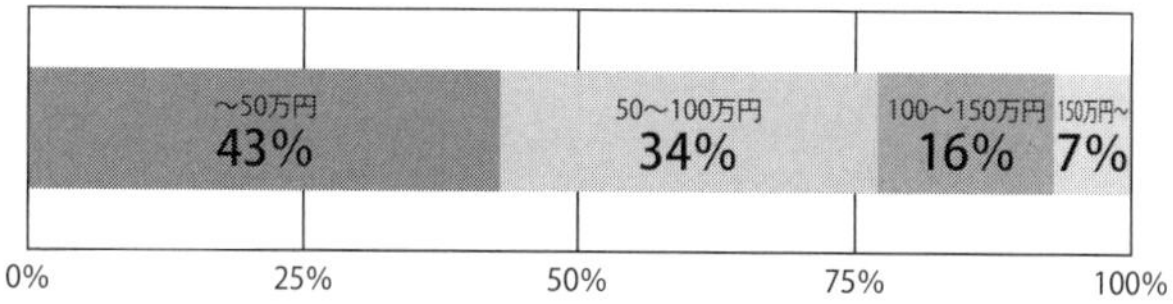

参考文献：厚生労働省　平成20年患者調査、インビザライン・ジャパン株式会社実施 2013年4月18日「よい歯の日」矯正歯科治療　患者意識調査、Align Technology, Inc. 2010 "Straight Talk about Crooked Teeth" をもとに作成

をした結果です。

費用は調査をもとに導き出された平均的な数字ですが、歯列矯正にかかる費用はそれほど高くないということが分かっていただけるはずです。

ちなみに、私のもとにはインビザラインをするか、ワイヤー矯正をするかで迷い、相談に来る人が時々います。どうやら、ワイヤー矯正のほうが安いと思われているようですが、実はそこまで差はありません。症状によって差はありますが、インビザライン治療にかかる平均費用は80～１００万円ほどで、ワイヤー矯正にかかる平均費用は60～１００万円ほどです。

そうはいっても、「やっぱり歯にそんなにお金をか

［図表4］美容にかける費用

	1カ月	1年換算	10年換算	20年換算
エクササイズ／ジム	8234円	9.8万円	98万円	196万円
エステ／マッサージ	8027円	9.6万円	96万円	192万円
美容院	6063円	7.2万円	72万円	145万円
歯列矯正	4166円	4.9万円	49万円	100万円

出典：インビザライン・ジャパン「都内に住む20～60代の女性500名へのアンケート結果」

けるのは……」と、躊躇する人もいるかもしれません。すぐに効果が見えないものに対して高額な費用を出すのは、確かに勇気がいることです。

しかし、歯並びが整うと見た目が変わるのはもちろん、その歯を毎日鏡で見る自分の気持ちが変わります。また、噛み合わせのバランスが整うことで、全身のバランスが整います。顎関節症の人は症状が軽減し、頭痛や肩こりが楽になることもあります。これにより集中力が上がるケースもあるのです。

歯が整うということがその後の人生にどれだけ影響してくるかを考えると、歯だからこそ、お金をかけるべきだと思うのです。

インビザラインで口元美人になったAさんのケース

・口元を気にして写真が撮れない日々

Aさん（会社員・女性）は順調に昇進し、恋人もいて、端から見たら順風満帆そのものです。しかし、ただ一つ、Aさんを悩ませるものがありました。

それは、「歯並び」です。Aさんの口元は俗にいう「出っ歯（上《じょう》顎《がく》前《ぜん》突《とつ》）」で、小学生の頃はチャームポイントだと思っていたものの、思春期に入るにつれだんだん気になってきたといいます。そのため、10代から今に至るまでの写真はどれも口を閉じて笑っていたり、ピースで口元を隠していたりするものばかりです。

「せめて成人式の写真くらいは堂々と笑いたい」

そう思って大学生の頃にワイヤー矯正を試したものの、あまりの痛さで授業に集中できない日々が続いたため途中で断念してしまいました。結果、成人式の記念撮影でも常に口元を気にして思うように笑えなかったそうです。

就職後、しばらくは仕事に没頭し、歯のことを気にする時間は少なくなったといいますが、それでもミーティングで発言するときなど、無意識のうちに口元を隠していました。

仕事にも慣れ、責任のある仕事を任せてもらえるようになった30歳のとき、お付き合いしていた恋人からプロポーズを受けます。結婚の計画を進めるなかで、Aさんは、人生において大切な結婚式に向けて唯一のコンプレックスだった歯並びを治したいと再び歯科矯正を決意したのです。

「学生の頃はワイヤー矯正しかないと思っていたけど、インビザラインは痛みが少ないと聞いて、もう一度挑戦してみようと思いました」

と、２０１９年7月に治療をスタートさせました。

・治療スタート

Aさんは以前からインビザラインのことが気になっていたようで、かなり入念に下調べをしてきていたので、検査方法や治療の流れを説明する際も非常にスムーズでした。しかし、「部署が異動になったばかりで仕事が忙しく、月に一度の通院やマウスピースを１日22時間つけることが可能だろうか」ということを気にしていました。

Aさんのように「仕事が忙しい」ことを理由に歯をおざなりにしてしまう人は意外といます。上顎前突は見た目の問題もさることながら、唇が閉じにくいがためにドライマウスになって虫歯になりやすかったり、口呼吸になってしまうのでウイルス感染しやすかったりと、健康面でもリスクが高いのです。これを放置して、万が一、悪化した場合には病院に駆け込むことになり、仕事に影響が出てしまうこともあり得ます。そうならないためにも、早めの対処が肝心なのです。Aさんにもそのことを伝えると決心してくれました。

Aさんは、1枚目のマウスピースのときは慣れていないこともあり、少し違和感があったため初日だけ痛み止めの薬を飲みました。それでも、ワイヤーのときほど締め付けられるような痛みは感じなかったのですぐに慣れたそうです。

翌日からマウスピースを装着して出勤すると、矯正を始めたことは誰からも気づかれませんでした。自分から矯正を始めたことを社内の人にカミングアウトすると「自然過ぎてまったく分からなかった！」と言われたそうです。

それでも時には「本当にこれで良くなるんでしょうか」とくじけそうなこともありまし

た。2年という治療期間は決して短くなく、なかなか終わりが見えないのでAさんのように不安になる人は少なくありません。そんなときには治療経過の写真を一緒に見ながら、変化を共有します。

登山でも登り続けていたら、どこまで進んだかなかなか実感できないものです。でも、時々、後ろを振り返って景色を眺めてみると、思っていた以上に進んでいることを実感します。それと同じで、治療も時々、過去と現在を比べて「ここまで頑張ったんだ」と自分を奮い立たせることが大切なのです。

Aさんも写真を見ると「知らない間に結構変わっているんですね」と感動して、再び治療に前向きになってくれました。

・初めて歯を出して笑った写真が撮れた

そして、通院し続けて2年が経つと、あれだけ気になっていた突き出た前歯はきれいにそろい、口元を手で隠すこともなくなりました。

口周りの筋肉がこわばっていた感覚がなくなり、周りから顔の印象が変わったとよく言われるようになったそうです。さらに、長いこと悩まされていた腰痛や肩こりも改善されて「こんなに良いことだらけなのに、どうしてもっと早く治療しなかったんだろう！」と、笑いながら話してくれました。

結婚式の前撮り写真を見せてもらったところ、そこには美しい歯を見せて幸せそうに笑っているAさんの姿がありました。

「初めて心から笑えた気がします。それに、歯がきれいになったことで不思議と自信がついて仕事にもよりいっそう精が出るようになったのです。もしかしたらどこかで『出っ歯の私なんて……』と、自分を否定的に考えていたのかもしれません。インビザラインに出会えたおかげで、本当の私をようやく見つけられた気分です」

Aさんが目をうるませながら話すその姿を見て、私自身も矯正医としてインビザラインの治療を続けてきて良かったと、心から感じた瞬間でした。

あなたの口元、大丈夫？

歯並びや噛み合わせが悪い場合、見た目を左右するだけでなく、「虫歯ができやすくなる」「顎関節症になりやすい」などといった二次被害も起こりやすいといわれています。ところがなんとなく、「自分の口元は普通じゃないのかも……？」とコンプレックスを感じながらも、実際のところそれがどのように影響しているかまでは知らない人が多いのです。

不正咬合の種類は次のとおりです。鏡を見ながらご自身の歯の状態と比べてみてください。そして、少しでも当てはまるものがあればぜひ早いうちに矯正相談に行くことをおすすめします。

［図表5］叢生

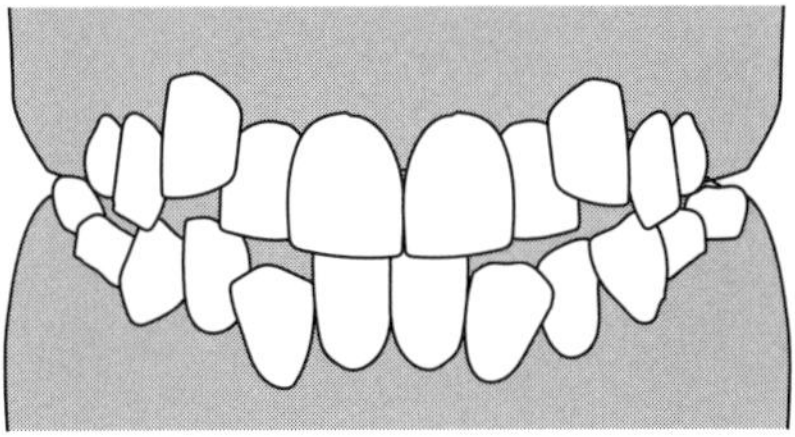

●叢生《そうせい》

本来は隣り合って並ぶはずの歯が、互いに重なり合ったり傾いたりする、乱れた状態の歯並びのことを指します。別名「乱ぐい歯」ともいい、日本人の不正咬合のなかでは最も多い症状です。「八重歯」もこの状態にあたります。

顎が小さく、十分なスペースが確保されないままに永久歯が生えることでこのような歯並びになってしまいます。特に、昨今は食生活の変化から顎が発達しないまま成長する子どもが増えているため、叢生に関する相談も増加傾向にあります。

歯と歯が複雑に入り組んでいるので歯ブラシが届きにくく、汚れも溜まりやすいため、この状態を放っておくと、虫歯や歯周病のリスクが高くなります。

［図表6］上顎前突

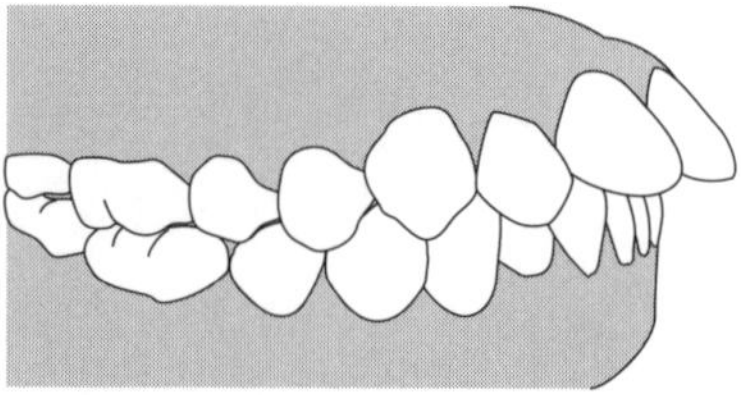

●上顎前突

上の前歯が前方に出ている状態のことで、俗に「出っ歯」と呼ばれます。幼少期の指しゃぶりの習慣や、おしゃぶりをくわえていた期間が長かった人がなりやすいといわれていますが、大人になってからの習慣も影響します。その一つが「口呼吸」です。口呼吸はいつも口がポカンと開いた状態のため、唇の筋肉が衰えてしまい、唇が前歯を抑えられなくなり、出っ歯になるというわけです。また、舌のコントロールがうまくできずに舌で前歯を押してしまうことで、症状が表れることもあるのです。出っ歯の人は口腔内が乾きやすいため、口臭トラブルを引き起こしやすいのも特徴です。

［図表7］下顎前突

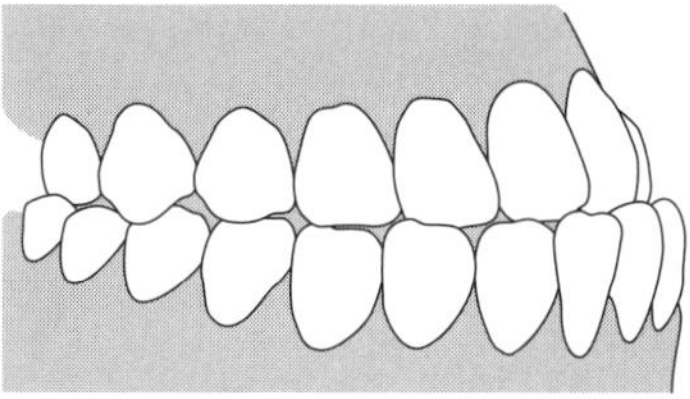

●下《か》顎《がく》前《ぜん》突《とつ》

上顎前突の逆で、下の歯が上の歯より前に出てしまっている状態です。「反対咬合」「受け口」「しゃくれ」ともいわれます。多くは遺伝的な要因によって起こるとされていますが、幼児期の指しゃぶりや、頬杖、下顎を前に出すなどといったクセによって後天的に引き起こされることもあります。

出っ歯と同様に、食べものが噛み切りにくいというのが最大の難点です。また、滑舌が悪い人も多く「サ行」「タ行」の発音が苦手な人もいます。ほとんどの場合は矯正治療で改善できますが、状態によっては下顎の外科手術が必要な場合もあります。さらに、もしも「顎変形症」と診断されると、治療には保険が適用されます。「もしかしたら下顎前突かもしれない」と思う方は、一度診てもらうといいでしょう。

［図表8］上下顎前突

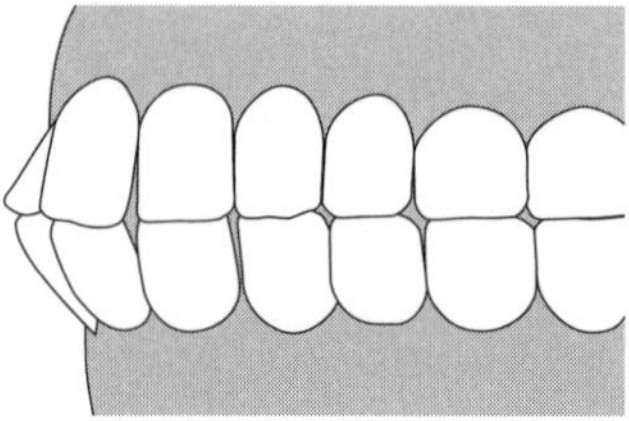

●上下《じょうげ》顎前突《がくぜんとつ》

上下の歯が正常な位置より前方に出ている状態を指します。口元全体が前に突き出ているため、横を向いたときに口元が出っ張って見えることから、横顔にコンプレックスを感じている人が多いように思います。

下顎前突と同様、遺伝的なものもあれば口呼吸などの日頃のクセによって後天的になってしまう人もいます。普段から口が開いた状態になりやすく、口の中が乾燥しやすくなることで口臭を引き起こしてしまうほか、何かとぶつかった際に口の中を怪我するリスクが高まります。

[図表9] 開咬

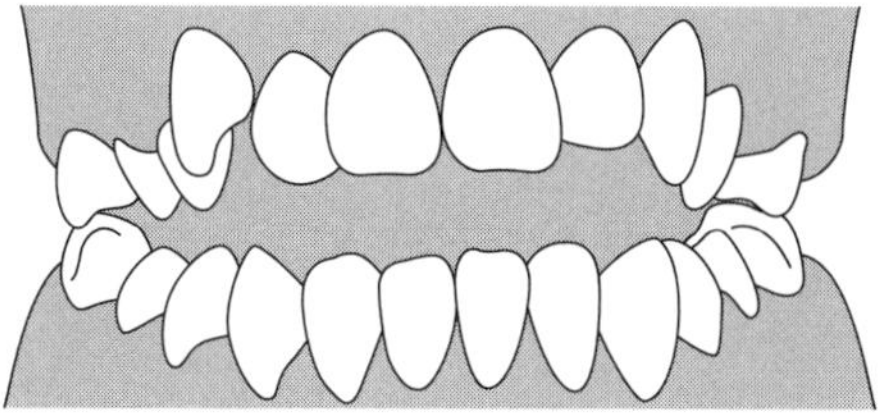

●開咬《かいこう》

奥歯は噛めていても、上下の前歯がまったく噛み合っていない状態のことで、別名「オープンバイト」といわれています。

後天的になってしまう人の多くは、成長期にアデノイドや扁桃腺肥大など呼吸器系の病をわずらったため、鼻が詰まりやすく口呼吸になり、結果、オープンバイトになりやすいといわれています。

前歯が完全に噛み合っていないので食事がしづらく、自然と奥歯に力がかかってしまうため奥歯が欠けたり折れたりするおそれがあります。

［図表 10］ 空隙歯列

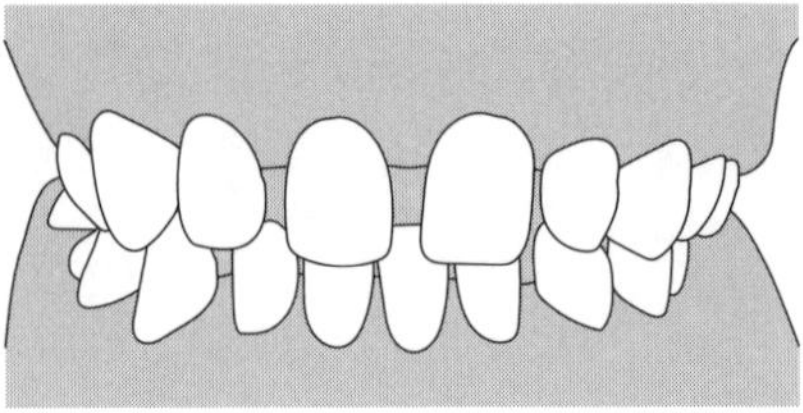

●空《くう》隙《げき》歯《し》列《れつ》

歯と歯の間に隙間がある、いわゆる「すきっ歯」です。顎が大きいか、もしくは歯が小さいことで引き起こされるといわれています。見た目はもちろんですが、話すときに歯と歯の間から空気が漏れてしまうため、発音が聞き取りにくいほか、食事をする際にはクチャクチャと音が出やすくなるといったことも考えられます。さらに、歯と歯の間に食べかすが詰まりやすいので虫歯や歯周病にもなりやすくなります。

また、全体の噛み合わせが正常ではないことにより、顎に負担がかかり顎関節症の原因になることもあります。

[図表11] 交叉咬合

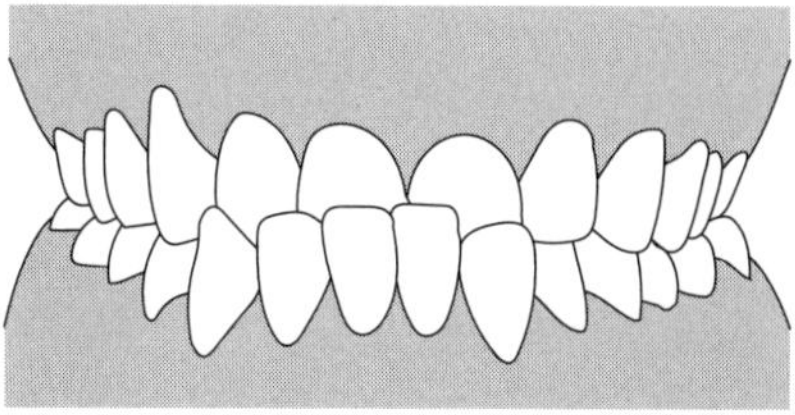

●交《こう》叉《さ》咬《こう》合《ごう》

別名「クロスバイト」「すれ違い咬合」と呼ばれ、上下の歯の噛み合わせが横にずれていることをいいます。もともと歯の位置が正しくないために下顎の骨を横にずらして噛もうとするのでこのような状態を招いてしまいます。遺伝的に歪んだ顎の骨を引き継いでしまったケースもありますが、多くは頬杖をついたりどちらか片方だけで咀嚼をしたりといった悪習慣が原因です。また、まれに過去に銀歯や差し歯などの不十分な歯科処置を受けてしまったことで異常をきたすこともあります。

放置しておくと顎の骨の変形を引き起こし、顔が歪んでしまう可能性があります。

[図表12] 過蓋咬合

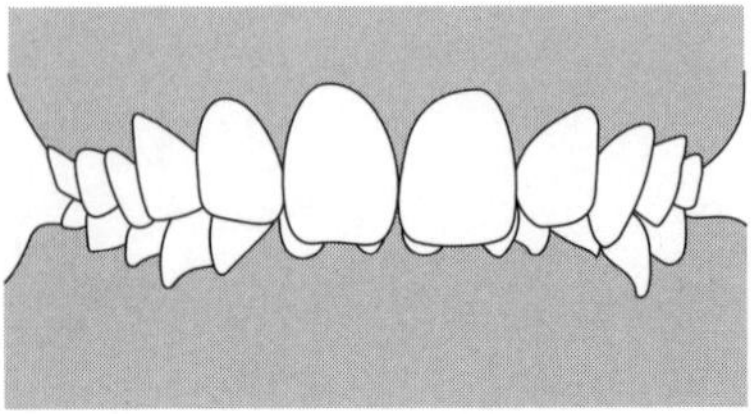

●過蓋咬合《かがいこうごう》

上の歯が下の歯を覆い隠すほど深い噛み合わせのことを指します。

ほかの不正咬合と比べると、見た目で不具合が分かりにくいので、若いうちから治療する患者さんはそれほど多くありません。しかし、このタイプの不正咬合は顎関節症になる可能性が高いので、要注意です。年齢とともに症状が進行していくことが多いので、早めの治療をおすすめします。

これらの不正咬合とは反対に「美しい口元」とはどういう状態のことを指すのかというと、

・歯列がデコボコと乱れていない

・上下の歯並びの真ん中が合っていて、左右対称な状態
・上下の歯列が平行で滑らかにカーブしている
・上の前歯が下の前歯に被さっている
・横から見て鼻と顎を結んだ線に唇が接している
※インビザライン・ジャパン株式会社公式ホームページより引用

この5つの項目を満たしているかどうかで分かります。

しかし、口元がきれいだからといって、噛み合わせも良いとは限りません。矯正の話になると「歯並びが悪い＝噛み合わせが悪い」と誤解されがちですが、この2つはまったくの別物なのです。歯並びとは読んで字のごとく、歯が連続して並んでいる状態を指します。一方、噛み合わせは上下の歯の接触状態のことを指します。つまり、どれだけ見た目がきれいな前歯が並んでいたとしても、奥歯の噛み合わせが悪ければそれは「歯並びは良いけれど、噛み合わせが悪い」ということになります。あるいは、どれだけ噛み合わせが良くなっても歯並びの見た目が改善されなければ満足のいく治療とはいえません。

矯正治療の理想は、見た目も機能面の問題も解消されることです。そして、その治療の過程はできる限り患者さんにとって負担が少ないことが望ましいのです。

矯正によって変わるのは見た目だけではない

口元にコンプレックスを抱いていた人たちは、矯正治療によって理想的な歯を手に入れ、自信に満ち溢れた笑顔を見せてくれます。私はいつもその変化を間近で見られることに矯正医としての喜びを感じるのです。

しかし、口元が美しくなることで改善されるのは「見た目」だけではありません。実は全身の健康にもつながっているということをご存じでしょうか。

厚生労働省と日本歯科医師会が推進している「８０２０運動」で、80歳以上で20本以上自分の歯が残っている人（※成人の歯の本数は28～32本）を調査したところ、興味深いことが分かりました。

なんと、達成者の80％以上の人は歯並びや噛み合わせに問題がなかったというのです。さらに、先ほど紹介した不正咬合のなかでも「下顎前突」や「開咬」の人には達成者がほとんどいないということも明らかになりました。

もしもあなたが80歳になっても健康で丈夫な歯を20本以上保ちたいと思っているのなら、早いうちから美しい口元を手に入れるための対策を取ることをおすすめします。

インビザラインの注意点

・マウスピースを外したあとはすばやく洗浄を

たまに「インビザラインの装置をつけていると臭いが気になって気分が悪くなると聞いたのですが……」と言う人がいますが、マウスピースはプラスチックで作られているため無臭です。考えられる原因は、患者さん自身の口の中の菌です。口腔内は湿度が高く、臭いのもととなる細菌が発生しやすい環境です。普段は唾液の抗菌作用で口臭が抑えられていますが、マウスピースを装着すると歯が密閉されて唾液の自浄作用が弱くなります。この状態が一定時間続くことで、気になる臭いが発生すると考えられます。

これを防ぐためには、マウスピースを外したあとはすぐに口を水ですすぐことがなにより大切です。歯と歯の間の食べかすが影響している可能性もあるので、フロスや歯間ブラシでこまめに掃除をする必要があります。それでも臭いが気になるようでしたら、かかりつけの歯科医院で歯石を除去してもらうこともできます。

・インビザラインを始めようとしたら虫歯や歯周病が発覚

もしも治療開始前に口腔内のトラブルが確認された場合には、一般的には虫歯・歯周病治療を優先します。

インビザラインを始めてから虫歯が見つかった場合でもただちに治療に取りかかりますが、症状によっては削ったり詰め物をしたりするケースも考えられます。そうなると当初設計したマウスピースや治療計画が変更になる可能性があり、治療期間が延びるかもしれません。そうならないためにも日々のお手入れをしっかり行いましょう。

・マウスピースをつけたままの飲食はＮＧ

水を飲む程度であればマウスピースは装着したままでも問題ありません。しかし、ジュースなどは、マウスピースの中に糖分が溜まって虫歯を引き起こしかねないため、外してから飲んでください。

また、コーヒーやお茶はマウスピースの変色や劣化を招くので飲む前に取り外したほうがよいでしょう。食事の際は必ず外してください。もし外さずに食べものを噛むと、マウスピースが壊れる可能性もあり、衛生的にもおすすめできません。

・マウスピースが突然合わなくなったらすぐに医師に相談を

どんなに精密に計算されたマウスピースであっても、歯の動く度合いには、個人差があるため、歯とマウスピースの間に隙間ができてしまう場合があります。隙間が生じているマウスピースでは、正確に歯を動かすことができません。そのため、少しでも違和感を覚えたらすぐに担当医に相談してください。場合によっては歯とマウスピースがきちんと合っていた段階にいったん戻します。1～2段階前につけていたマウスピースを装着して様子を見たり、あるいは新たにマウスピースを作製し直したりといった対応が必要です。

・喫煙によってインビザラインは劣化する

マウスピースにヤニ汚れが付着すると劣化しやすいため、禁煙を推奨します。もしどうしても我慢できない場合は、必ずマウスピースを外してから喫煙してください。

できればこれを機に禁煙生活を送ってみてほしいと考えます。喫煙者は歯周病にかかる確率が高いといわれているからです。日本臨床歯周病学会が発表する統計データによれば、1日10本以上喫煙した場合は５・４倍に、10年以上吸っている人では４・３倍にリスクが高まり重症化しやすいという結果も出ています。

歯周病は歯茎の炎症によって発見しやすいのですが、タバコに含まれるニコチンには血管収縮作用があって出血を起こしにくくしてしまうため、歯茎の変化に気づきにくいのです。タバコは歯にとっても百害あって一利なしです。

・妊娠中でもインビザラインは可能

マウスピース自体は医療用プラスチックでできているため人体に害はないので安心してください。しかし、インビザラインを始める際には精密検査でレントゲン写真を撮影する必要があります。あらかじめ産婦人科の担当医に相談しておくことをおすすめします。

・インビザラインに向いていないタイプ

マウスピースは自分で取り外しができるがゆえに、装着時間を守らないと治療がスムーズに進まなくなってしまいます。ですから、決められたルールに従うのが窮屈だと感じる人には向いていないかもしれません。言い換えれば、どんなに忙しくても自分の理想の口元を実現するために頑張るぞと自分を奮い立たせることができる人なら、誰でもインビザラインで美を手に入れることができるでしょう。

また、よく「インビザラインに向いていない歯はありますか」と聞かれますが、こればかりは実際に診察してみないことには分かりません。なかには外科手術が必要になるような、治療が困難なケースもありますが、皆さんが思っているよりもずっと、インビザラインはさまざまな歯並びを改善できます。

・マウスピースの装着・交換を忘れないために

当院では、アプリを用いて、患者さんのマウスピースの装着を管理しています。「どんなマウスピースを装着するか」「マウスピースは合計何枚あるか」「それぞれのマウスピースは何日間装着する予定か」「現在のマウスピースは何番か（※お渡しする際に間違えないよう、一つひとつのマウスピースの袋には番号が振られています）」「現在の番号のマウスピースは装着してどのくらいになるか」「マウスピース交換のリマインダー設定時刻はどうするか」といった基本情報を最初に入力すると、アプリが自動でマウスピースの交換日を通知してくれるので、うっかりつけ忘れることも起こりにくいのです。「今日はあとどのくらいつけたら目標の20時間装着が達成できるかな」という意識づけにもなります。

また、自分の歯の写真を残せるので、モチベーションが下がったときには、過去の歯を見返し「少しずつとはいえ、こんなに変化が起きているんだからこれからも頑張ろう」と自分を奮い立たせることもできます。

「自己管理が苦手だから、インビザラインは向いていないのかもしれない」という患者さんもいますが、今はこうした便利なアプリがあるので、上手に活用することで治療期間を乗り越えてもらえると思います。

［第3章］

美は一日にしてならず。知っておきたい4つのホームケア

普段のケアで「生涯口元美人」に

インビザラインで歯並びがきれいに整いさえすれば、一生「口元美人」でいられるわけではありません。「生涯口元美人」を貫くためにも、ぜひ日常生活に取り入れてほしいケアがあります。

不正咬合は遺伝が原因のケースもありますが、そのほとんどは「生活習慣」が引き起こしています。インビザラインの治療ステップでは最後にリテーナーを使って定着させるとお伝えしましたが、リテーナーの装着期間が終わったあとも、引き続き美しい口元を持続させるためのケアをし続ける必要があります。つまり、日頃の生活を正さなければ、矯正でどれだけお金と時間をかけてきれいにしても、美しい口元は維持できないのです。

私は、美しい口元を保つためにはなにより口の周りにある筋肉のバランスがとても重要だと考えています。また、どれだけ歯並びと噛み合わせが正常になっても、虫歯や歯周病になってしまったら元も子もありません。

すぐに実践できる4つのホームケアがあります。「呼吸法」「食事の仕方」「口元を整える体操」「歯磨き」です。どれも実際に私が患者さんにおすすめし、そして多くの方が効果を実感している方法です。

口元美人をつくるホームケア① 鼻呼吸を意識する

日々の診療のなかで、患者さんに「口と鼻のどちらで呼吸をしていますか」と尋ねることがあるのですが、即答できず、少し考え込む人がほとんどです。それだけ、普段から呼吸を意識している人は少ないということです。

理想的な呼吸は鼻で呼吸することです。しゃべるときや歌うとき、スポーツをするときなど一時的に口で呼吸をすることはありますが、「鼻呼吸」が本来行うべき呼吸です。

不正咬合を紹介した際にも触れたように、口呼吸は歯列不正を引き起こす大きな原因だと考えられています。口で呼吸すると舌による圧力で歯を動かしてしまうからです。「舌が触れるくらいで歯が動くわけがない」と思うかもしれませんが、習慣化することで、少しずつ歯の位置がずれ、気づいたときにはもう矯正をしないと治らないレベルまできてしまっている……ということはよくあります。

しかし、急に鼻呼吸に変えるようにいわれても、口呼吸をしている人たちにとって、長年の習慣を変えるのは、なかなか難しいことです。

鼻呼吸に変えるために、まずは次の1~5のうち、自分の舌がどの位置にあるかを確認する必要があります。

1. 上顎にくっついている
2. 下の前歯にくっついている
3. 上の前歯の裏にくっついている
4. 上下の前歯の間で噛んでいる
5. 唇のすみからはみでている

正しい舌の位置は1の「上顎にくっついている」状態です。上の前歯の後ろにある歯茎のでこぼこした部分が舌の先端があるべき本来の位置です。そして、その状態のまま口を閉じて鼻で息をするのが理想の「鼻呼吸」です。

もし2～5の位置に普段舌がある方は、「舌癖《ぜつへき》」です。鼻呼吸ができていないがために舌が下がってしまっていたり、幼少期より指しゃぶりを長く続けていたりした人の場合は、上下の前歯の間に隙間ができる「開咬」になりがちです。こうなると、指しゃぶりを卒業したあとでも、空いた隙間に舌を置くことがクセになってしまいます。ほかにも、乳歯が抜けて永久歯が生えてくるまでに、隙間が気になって舌でいじるクセがあった方は、舌癖になりやすいといわれています。

舌癖には大きく分けて4種類あります。

1．低《てい》位《い》舌《ぜつ》

舌の先が正しい位置になく、下顎の歯列弓（アーチになっている部分）にぴったりとおさまっている状態です。舌の側面部分に歯の跡が波状にうねうねとついている場合は十中八九「低位舌」だと思って間違いありません。

［図表 13］ 正しい舌の位置と低位舌

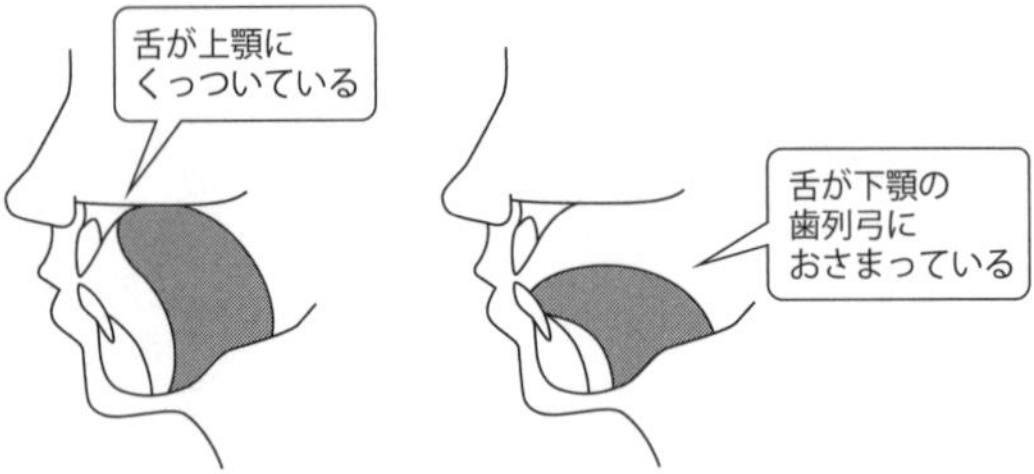

正しい舌の位置　　低位舌

2. 咬《こう》舌《ぜつ》癖《へき》

舌を前に出して上下の歯で無意識に噛んでしまうクセです。

3. 舌《ぜつ》突《とっ》出《しゅつ》癖《へき》

咬舌癖が慢性化したために上下の歯の間に隙間ができ、そこに舌を入れてしまうクセを指します。

4. 異《い》常《じょう》嚥《えん》下《げ》癖《へき》

のちほど、食事の正しい飲み込み方のケアを紹介する際に詳しく触れますが、食べものや飲みものを正常に飲み込めていない状態です。

自分が舌癖なのか分からないという場合は、鏡の前に立ち、歯を「イー」と噛み締めて、唾をごくりと飲み込んだとき、歯のどこかに舌先が当たっている感触があったりする場合は「舌癖」の可能性が高いといえます。

あるいは、ガムを舌の上で丸めて、それを舌先近くまでもっていき、上顎に押し当ててから吐き出した際、ガムが勾玉のような形をしていたり、そもそもガムを丸められないとか、前歯にくっついて上顎にうまく押し当てられない、形がいびつであったりする場合は舌の位置が間違っている証拠です。こうした舌癖を治さないままでいると、どれだけ今、歯がきれいでも、今後少しずつ出っ歯になったりすきっ歯になったりと、あらゆる歯のトラブルが起こりやすくなります。また、食事の際にクチャクチャと音を立ててしまったり、集中すると口がポカンと開いてしまったり、いびきがひどくなったりと、舌の位置がわずかに違うだけでさまざまな悪影響を及ぼすのです。本来は子どものうちに習慣化しておくのが理想ではあるのですが、多くの人は気づかずに成長しているので、正しい舌の位置や正しい呼吸の仕方を知らない大人はたくさんいます。今からでも遅くはありませんので、鼻呼吸を意識することが重要です。

とはいえ、すぐに意識を切り替えるのはなかなか難しいことです。

まずは1日5分でもよいので、舌を正しい位置に置いたあと、口を閉じてテープ（皮膚がかぶれないよう、医療用テープがおすすめです）を貼ってみてください。もしもテープが取れてしまったら、口呼吸をしているということになります。これを繰り返すことで、少しずつ体が「鼻呼吸」の正しい方法を覚えていきます。

また、福岡市にある「みらいクリニック」の今井一彰先生が考案した「あいうべ体操」も効果的です。

1．「あー」と口を大きく開く
2．「いー」と口を大きく横に広げる
3．「うー」と口を強く前に突き出す
4．「べー」と舌を突き出して下に伸ばす
※みらいクリニックのWEBサイトより引用

1～4の動作を1セットとして1日に30セットやるだけです。「あいうべ」の声は、出しても出さなくてもOKです。このとき大切なのは、できるだけ顔の筋肉の動きを意識することです。あいうべ体操はいわば舌を鍛える訓練でもあるので、続けることで舌が正しい位置を維持できるようになり、呼吸の改善につながるといわれています。さらに、このトレーニングを続けていくと顔周りの筋肉が鍛えられるため「小顔になる」「口角が上がる」「二重あごが解消される」などの効果も期待できます。

呼吸の仕方が改善されると、歯並びだけではなく体全体に良い影響を及ぼします。

ヨガを体験した方は分かると思いますが、ヨガにはさまざまな呼吸法があります。多くは「鼻から息を深く吸って鼻から吐く」というものです。鼻から息を吸うときれいな空気が体内に入りやすく、自律神経や副交感神経、エネルギーの流れなどが整うからだといわれています。

また、鼻呼吸には脳を活性化させて集中力を強化する効果があるともいわれ、スティーブ・ジョブズも実践していた「マインドフルネス瞑想」の基本も、実は「呼吸」にあります。鼻から吸い込んだ空気が喉に流れ、肺に向かい、そしてまた喉から鼻に抜けていく呼吸の一連の流れに集中します。このサイクルを繰り返すことで雑念を取り払い、頭をクリアにしていくのです。マインドフルネスにはほかにもさまざまな方法があるのですが、鼻呼吸を意識することで自分のコンディションが整うことは明らかです。

今は俗にいう「ストレス社会」で、多くの人は自律神経の乱れを抱えています。どこも悪いところは見つからないのになかなか頭痛や腹痛が治らないといった人たちは、自律神経の働きが低下していると思われます。でも、もしかしたら呼吸が改善されるだけでこうしたストレスから開放されるかもしれません。

さらに、鼻呼吸には脳を冷やす役割もあります。

鼻腔の奥には脳とつながっている毛細血管がたくさん通っています。鼻から吸い込んだ空気が毛細血管や副鼻腔に触れることで脳の温度が下がるのです。脳は高温に非常に弱く、温度が上昇すると頭がぼーっとして、思考能力が低下してしまいます。そのため、定期的に脳の温度を下げる必要があるのです。

パソコンで長時間作業を続けたときに「ブーン」と鈍い音がして、動きが悪くなったことがある方もいると思いますが、この音は、熱くなったＣＰＵ（人間でいう脳にあたる部分）を冷ましている音です。熱い状態のまま作業を続けていると動作が鈍くなるだけでなく、電源が突然落ちてしまう可能性もあるので、システムエンジニアやプログラマーなどパソコンをメインに仕事をしている人は温度管理に慎重です。

人の場合も同じで、脳は使い続けることでどんどん熱をもちます。もしも口呼吸を続けていると脳の熱は放熱されず、頭がぼーっとするほか、最悪の場合は酸欠状態になってしまいかねません。例えば、花粉症などで鼻が詰まったことがある方はよく分かると思うのですが、鼻が詰まっているとなんとなく頭が重たい感じがして、日中ずっと眠かったり体がだるかったりと、体調不良に陥ることがあります。これも、脳が熱をもってしまっているから起きる現象なのです。だからこそ、しっかりと鼻から息を吸い込むように心掛けてほしいのです。

ところが、最近では新型コロナウイルスの感染拡大で、予防のためにマスクをつける生活が当たり前になっています。「鼻までしっかり装着しないと感染予防になりません」と言われるので、マスクで口と鼻を覆うのですが、そうすると息苦しさからつい口を開けて呼吸してしまいます。

おまけに感染症対策の観点から、水分摂取も気軽にしにくい風潮があります。電車の中でマスクを少しずらしてペットボトルの水を飲むだけでも人の目が気になってしまい、結果、体内の水分量が減り、唾液の分泌も減って虫歯や口臭など口腔内の環境悪化に拍車をかけています。また、人と話す機会が減り、スマートフォンやパソコン画面をひたすらぼーっと見つめる時間が増えたことで気が抜けて口がポカンと開いてしまっている人も見掛けます。これは非常に良くない現象だと思います。少しずつでも鼻呼吸を意識すれば、その積み重ねが、あなたのきれいな口元をつくるのです。

・口呼吸はさまざまな悪影響を引き起こす

口呼吸によって影響を受けるのは歯並びだけではありません。

空気清浄機は、フィルターが空気中のホコリや塵などを吸い取ってきれいな空気を室内に循環させています。実は鼻呼吸もこれと同じで、鼻毛にはフィルターの役割があるので、花粉やホコリが体の中に入る前にブロックしてくれますし、粘膜はさらに細かいウイルスや細菌を絡め取ってくれているのです。

しかし、口には鼻毛のようなフィルターがないため、空気に含まれる菌やホコリがダイレクトに体の中に入ってしまいます。すると、風邪やインフルエンザ、アレルギー性の疾患にかかりやすくなるのです。例えば、口呼吸によって吸い込まれた菌が口腔のいちばん奥にある口蓋扁桃を攻撃して炎症を起こすと、それが原因となり、心臓病や腎臓病といった重大な病気にかかってしまう可能性もあります。

ウーマンウェルネス研究会が20～60代の男女を対象に「就寝時の口呼吸」について調査したところ、就寝時、よく口呼吸になっている人が「風邪をひきやすい」と答えた割合が半数以上にのぼったことが分かりました。口呼吸になっていない人に聞くと14・3％だったことから、口呼吸が風邪の原因となるウイルスを体に取り込むきっかけになっているのは明らかです。

さらに風邪をひくと鼻が詰まってしまい、ますます口呼吸が常態化してしまう……と、悪循環をたどる一方というわけです。

また、唾液は「汚いもの」というイメージがあるかもしれませんが、実は自分の唾液ほど抗菌作用をもっているものは体内に存在しないといっていいくらいなのです。十分に唾液が分泌されている口内では細菌の増殖が抑制されるため、虫歯や歯周病、口臭の原因を取り除いてくれます。ところが、口呼吸が慢性化してしまうと必然的に口の中が乾いてしまって唾液の働きを止めてしまうのです。口呼吸にはデメリットしかないということが分かると思います。

ちなみに、口呼吸と鼻呼吸についてはこんな面白い実験も行われています。スウェーデンの、ある研究チームが2018年、「ジャーナル・オブ・ニューロサイエンス」という神経科学専門の学術雑誌でにおいの記憶の保持における呼吸の作用についての研究論文を発表しました。

実験では19歳から25歳までのスウェーデン人の男女24人を集め、一般的によくかがれるにおい6種と、あまりかぐことのない珍しいにおい6種をかいでもらい、においを覚えさせました。そして、口呼吸をするグループと口にテープを貼って鼻呼吸をするグループに分けて、それぞれ1時間休憩を取ってもらいました。そのあと、さらに12種のにおいを2つのグループにかがせ、それが休憩前にかいだにおいかどうかを当てるというテストを実施しました。

すると、興味深いことに1時間鼻呼吸で過ごした被験者たちは口呼吸の被験者たちに比べ、明らかににおいをより正しく記憶できていたというのです。呼吸と記憶がどのように脳と関係しているかはまだ検証されていませんが、いずれにしても鼻呼吸が良いことは明らかです。

口元美人をつくるホームケア②　食事の仕方を意識する

呼吸と同じように、食事も間違った食べ方を続けることでせっかく整った歯並びが元に戻ってしまうことがあります。

例えば、食べものを口の中で噛んでから飲み込むときに、頬や口の周りにグッと力が入ったり舌が前に突き出て前歯に当たったりしている異常嚥下の方は注意が必要です。舌が前歯に与える力は500g以上で、それに対し、前歯を動かすのに必要な力はわずか

1・7gといわれています。舌には、歯を動かすのに必要な力の約300倍の力があるのです。つまり、食事のたびに舌先が前歯を刺激していると、後天的な出っ歯につながる可能性があるということです。ですが、飲み込み方を意識するだけで、歯への衝撃は抑えられます。

嚥下とはものを飲み込むときの一連の動作をいい、主に舌の動きが重要になります。

赤ちゃんがお母さんのおっぱいや哺乳瓶のミルクを飲んでいるとき、赤ちゃんは舌を乳首に押し当てて一生懸命に吸っています。これを「乳児型嚥下」と呼び、離乳食期を過ぎて大人になっても舌を前に出しながら飲み込む状態が治らないことを「逆嚥下」と呼びます。

もしも自分がどんな飲み込み方をしているのかよく分からないという方は、鏡を前に置いて食事をしてみてください。飲み込むときに顎のあたりに梅干しのようなシワができている場合、逆嚥下の可能性が高いと考えられます。

かくいう私も、実は矯正の勉強を始めてから自分が間違った飲み込み方をしていることを知り、衝撃を受けました。おそらく、近年は噛まなくても満腹感が得られるような食品や柔らかい食べものばかりが好まれる傾向にあるので、舌が本来の働きを忘れてしまって逆嚥下になっている方のほうが多いのではないかと思います。箸の持ち方や食べる順番など、テーブルマナーは教わっても「正しい食事の飲み込み方」なんて誰からも教わらないので仕方がない部分もあるといえます。

正しい嚥下ができるようになるポイントは次の３つです。

1．奥歯を噛み合わせた状態で飲み込む
2．舌の先が上顎についたままの状態で飲み込む
3．唇は閉じたままリラックスした状態で飲み込む

せっかくの食事なのにこんなにうるさくいわれたら味わえないと思われるかもしれませんが、きれいな口元を保つためには非常に重要なポイントなのです。

・正しい食事方法は唾液の分泌も促す

幼い頃に親や先生から「しっかり噛んで食べなさい！」と注意を受けたことがある人は多いと思います。「最低●回は、噛んでから飲み込みなさい」と言われた方もいるかもしれません。この「しっかり噛む」という動作について「顎を鍛えるため」や「消化を良くするため」だと思っている人がいますが、実は「舌の発達を促して逆嚥下を回避するため」、そして「唾液の分泌を促し、口腔内を清潔に保つため」にとても大切なことなのです。

唾液を作る場所は耳の横にある耳下腺、喉元にある顎下腺、そして舌の裏にある舌下腺と、すべて口の周りに集まっています。つまり、口の周りの筋肉を刺激することで、これらの組織が唾液をどんどん分泌してくれるというわけです。特に食事中は普段の約10倍も唾液が出るといわれています。

なぜ唾液の分泌を促したほうがよいのかというと、唾液は歯を強くするからです。

食事中、歯についた食べかすは酸となり、歯の表面のエナメル質を少しずつ溶かします。

しかし、食べものをよく噛むことによって生じた唾液には、酸性になった口腔内を中性に戻す役割があります。そして、エナメル質を再び歯の表面に定着させるのです。これを繰り返すことで、健康な歯はつくられていきます。

食事の際は、しっかり噛んで正しい飲み込み方を心掛け、唾液をたっぷり分泌させることが大切です。

・よく噛むことの大切さ

「噛む」という動作は、実はストレス解消にもつながっています。

脳内では、さまざまな情報を伝達するために実にたくさんの神経伝達物質が分泌されていて、その代表格が「セロトニン」です。別名「幸せホルモン」とも呼ばれ、感情や気分のコントロールに深く関わっていて、セロトニンが不足するとストレスを感じやすくなり、精神的に落ち込みやすくなってしまうといわれています。

では、どうすればセロトニンの分泌を増やすことができるのか。あらゆる研究から、ウォーキングやスクワット、自転車など、単純な動きをリズミカルに繰り返すことが大切だと判明しています。「咀嚼」も、立派なリズム運動の一つです。つまり、しっかり噛むことを意識して食事をするとセロトニンの分泌が高まり、脳がストレスを感じにくくなるということです。さらに、セロトニンの分泌は運動開始から20～30分でピークに達するといわれているので、早食いすることなく「しっかりと、よく噛む」ことを意識して食事をすればよりストレスの抑制につながるのです。

日常で精神的不調を感じやすいという方は、ぜひ一口あたり20～30回の咀嚼を目指して意識して食事をしてみてください。

よく噛んで食べると、エネルギー消費量が増加するうえ、満腹感を得やすくなるともいわれています。

平均年齢23歳の12人の男性に、パスタやヨーグルト、オレンジジュースといった合計６２１キロカロリーの食事を取ってもらったところ、ゆっくり食べたときのエネルギー消費量は平均30キロカロリーだったのに対し、早く食べたときの消費量は平均15キロカロリーだったのです（東京工業大学大学院社会理工学研究科の林直亨教授らが医学誌に発表した研究結果より・２０１６年）。岡山大学の研究でも、早食いの人はゆっくり食べる人と比べると肥満リスクが４・４倍に上昇することが分かっています。

また、「もうお腹がいっぱいだ」と認識するための満腹中枢は、刺激を受けることで食欲を抑制するための指令を大脳に伝えています。ところが、満腹中枢が刺激を受けるには、食事開始から20分ほどの時間がかかるのです。だから早食いだと満腹感がなかなか得られずに、つい食べ過ぎてしまうのです。

「よく噛む」だけで、顎の発達、虫歯の抑制、ストレス解消、そして肥満防止といった効果が得られるのです。

口元美人をつくるホームケア③　さとう式リンパケア

きれいな口元を安定させるためには筋肉のバランスを整えることが必要不可欠なのです。しかし、それはなにもボディビルダーのようなムキムキの筋肉を育てようというわけではありません。間違った生活習慣によって変なクセがついてしまった口周りを、正常な状態に戻し、安定させるということです。

矯正医は「口腔筋機能療法（ＭＦＴ）」という、食べる、飲む、発音、呼吸、舌の位置などの改善を目的としたトレーニング手法を習得しています。ところが、私自身も何度か試みたのですが、これが意外と難しく、習慣化させて結果を出すまでには結構な時間と努力を要するものです。矯正医である私でも難しいのですから、一般の患者さんにトレーニングを取り入れてもらうのは、さらに難しいだろうと悩んでいました。

ところが7年前、歯科医師の佐藤青児先生が考案したリンパケアに出会ったのです。

佐藤先生は歯科医師として長年、顎関節症の治療に携わっていました。

顎関節症を改善するには、噛み合わせを調整したり、顎の力を分散させるためにマウスピースを装着したり、顎周りの筋肉をマッサージしたり、といった処置をしますが、これといって明確に治療法が確立されているわけではありません。これらの処置を施すなかで、佐藤先生の患者さんのなかには改善の兆しが見られる人もいた一方で、逆に症状が悪化してしまった人も少なからずいたそうです。

困った佐藤先生は、ある日、ふと「マッサージをする力をゆるめたらどうなるのだろう」と考えます。そして、試しにマッサージよりもごくごく弱い力でケアをしてみました。

[図表14] さとう式リンパケアによる筋肉の動き

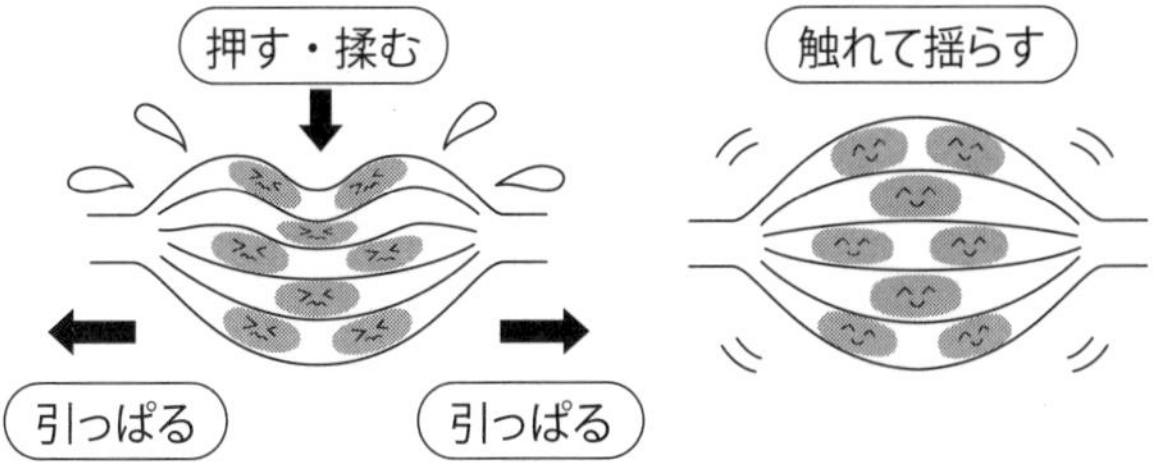

すると、力を弱めれば弱めるほど、効果が表れたといいます。そのとき、佐藤先生は気づきました。「靴紐はぐいぐいひっぱるとそのぶん締まっていく。これと同じで、筋肉を叩いたり揉みほぐしたりといったマッサージは、筋肉をゆるませるのではなく、逆に硬くしてしまっているのではないか」。そして、筋肉と皮膚の間に流れているリンパ間質液の循環を良くすることでさまざまな症状にアプローチする「筋ゆる」こと「さとう式リンパケア」を考案したのです。

　私が佐藤先生のことを初めて知ったのは歯科医師が集まるセミナーがきっかけでした。これまでにない理論で顎関節症を改善させている佐藤先生の話に興味をもち、佐藤先生が主催されていたセミナーに何度も足を運びました。

「さとう式リンパケア」は、道具を用意する必要もなく、無理な力をかけることもなく、そして誰でも覚えやすいごくごく単純な動作かつかなり優しい力で体をさするだけです。それだけなのに、わずか数分で効果を実感できるのです。鼻呼吸や嚥下は意識して治すまでに少し時間がかかりますが、これなら簡単に取り入れることができますし、効果が体感できるのでモチベーションも上がるはずです。セミナーで佐藤先生からこのメソッドを教わり、感銘を受け、私自身も実践したうえで、矯正治療を終えた私の患者さんたちにも実施してもらおうと導入したのです。

Ｓｔｅｐ１：耳たぶをまわす

1．左右の耳たぶの付け根を親指と人差指でそれぞれ優しくつまみ、耳が軽く感じるところまで少しだけ持ち上げます。

2．その状態のまま、ごくごく弱い力で後ろに4回まわします。このとき、脇と口を少し開き気味にしておくと余計な力が入りにくくなります。

[図表 15] Step 1：耳たぶをまわす

1 & 2

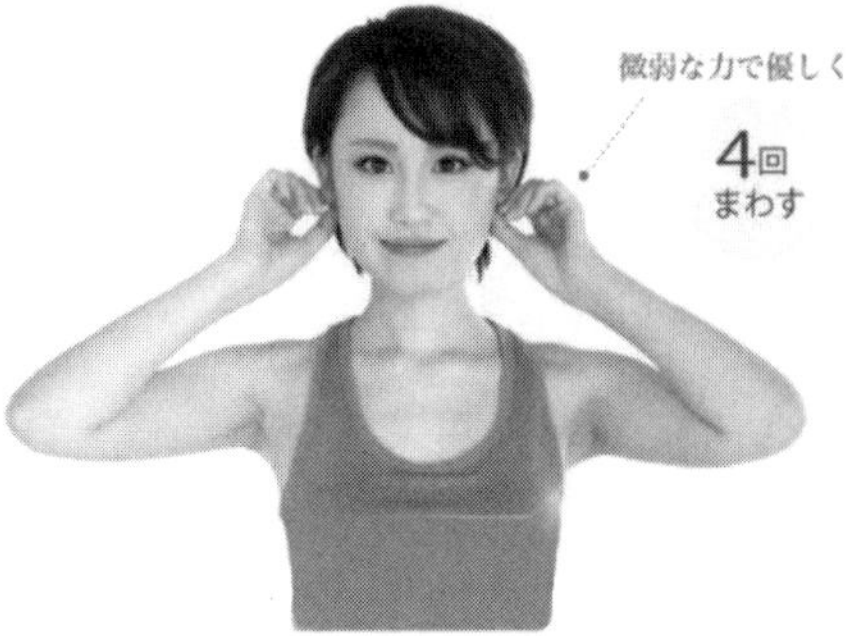

3

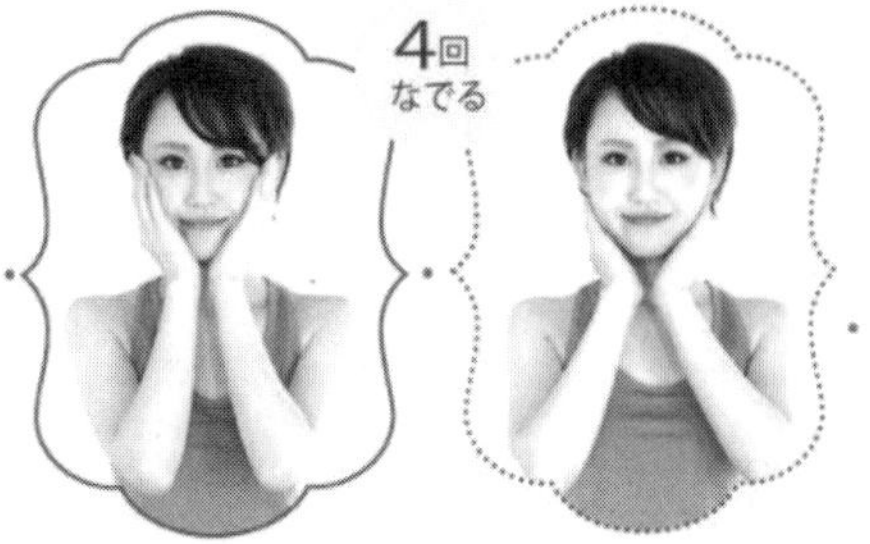

3．次に、両方の手のひらを頬に当てて、頬骨からエラに向かって優しく4回なで下ろします。このときもごくごく弱い力で行うことを意識してください。こうすることで咬筋がゆるみ、食いしばりや強い噛み締めが改善されるので歯への負担が軽減されます。

4．最後にもう一度、1～2の動作に戻ります。

Step2：顎を揺らす

5．耳たぶをまわしてゆるめた咀嚼筋をさらにゆるめていきます。まず、上顎を固定した状態で下顎を「イー」と軽く前に突き出したあと、後ろに引っ込めるという動作をテンポよく4回繰り返します。

6．次は下顎を左右に4往復させます。

7．再び下顎を前に突き出し、「アー」と大きく口を1回開けましょう。

［図表16］ Step 2：顎を揺らす

5

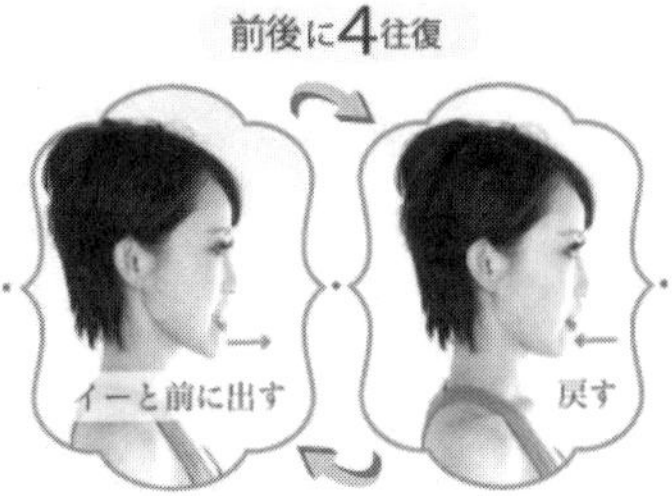

6

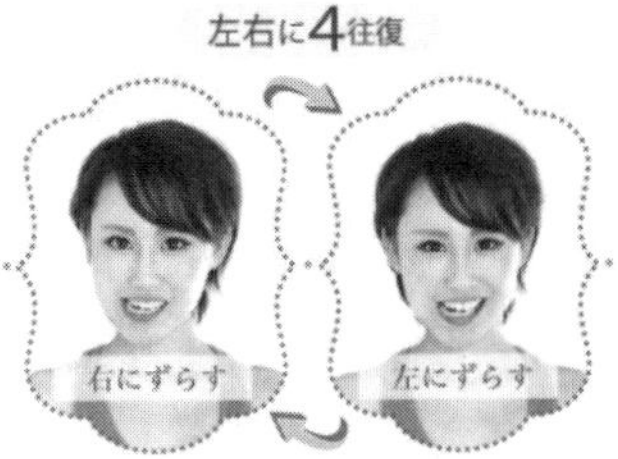

7

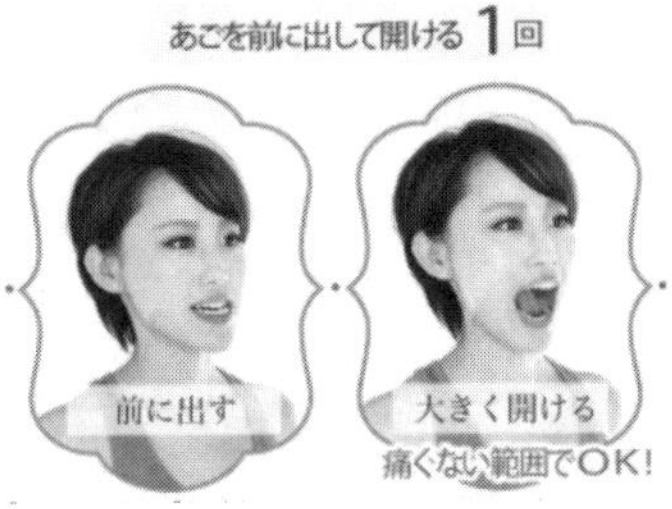

Step3：肩をまわす

8．最後は肩をまわして筋肉をリリースします。ポイントは、肩を耳から動かすことです。まずは両ヒジを90度に曲げ、肩の高さまで上げましょう。このとき、手のひらは内側に向けて、下顎を前に出すことを意識するのが大切です。その状態でヒジを前後に4回動かします。

9．続いて、そのままの状態で今度はヒジを後方に4回まわします。耳を支点に、縄跳びの縄をまわすイメージを描くとやりやすいと思います。このとき、脇を閉じてしまったり胸を張ったり、肩甲骨を寄せたりしてはいけません。リラックスしながら、首にある広頚筋と大胸筋がゆるんでいくのを感じてください。

[図表 17] Step 3：肩をまわす

8

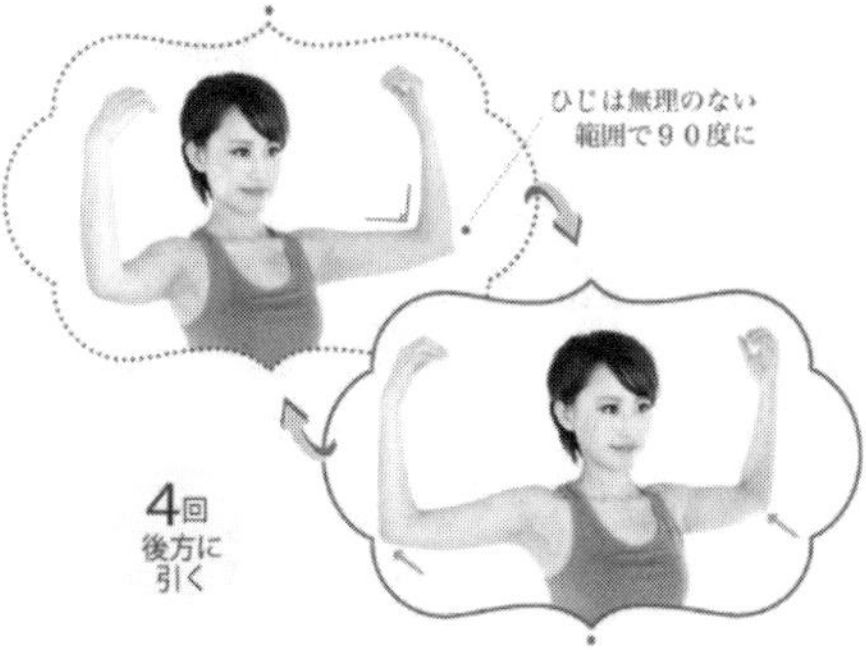

9

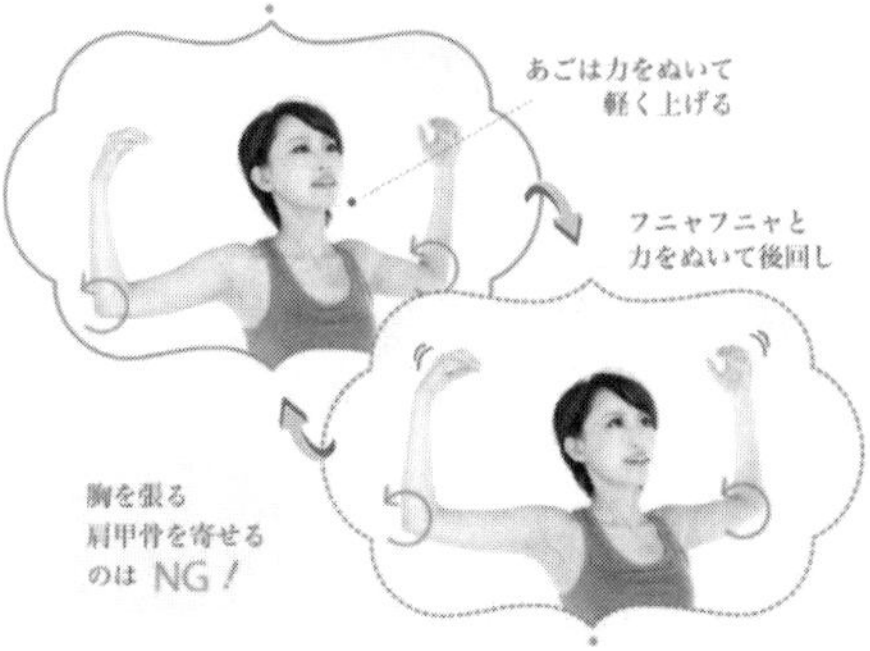

「さとう式リンパケア」では1～7を3セット、8～9を1セットやったあと、1～9を通しで2セット行うのがよいとされています。
「ごくごく弱い力」や「軽い力」といわれてもピンとこないかもしれませんが、これは佐藤先生にいわせれば「約20グラム」だそうです。料理に使うようなキッチンスケールに「このくらいかな?」と、指をちょこんとのせてみると分かりやすいでしょう。自分では「ごくごく弱い力」だと思っていても、実際には80グラムや100グラムを超えていることも多いものです。それだけ「ゆるい」を極めるのも大変だということです。

私も「約20グラム」を体に覚え込ませ、毎朝せっせと実行しました。動作を覚えるまでは少し時間がかかりましたが、動き自体は決して複雑ではないので覚えてしまったらあとはとても簡単です。ちなみに、私は自分の性格上毎日決まった時間にやるようにしていましたが、佐藤先生は「毎日続けなければいけないと考える必要はない」と説いています。大切なのは安定させることなので、変にスタートダッシュだけを張り切って三日坊主になってしまったら元も子もありません。だから、1日3回やるにこしたことはないですが、最初は「気がついたらやる」くらいの感覚でよいとしているのです。たとえ1週間に1回だろうが、1カ月に1回だろうが、やらないよりはやったほうがいい。こうした〝ゆるい〟考え方も、私が試してみようと思ったきっかけでした。

私自身、日々の生活に「さとう式リンパケア」を取り入れてすぐに、効果が表れました。私は職業柄、目を酷使するので、長年ひどい肩こりや頭痛に悩まされていました。マッサージや整体は一時的に良くなるもののまたすぐに元に戻ってしまい、もう一生付き合っていかなければいけないのかと思っていたのですが、「さとう式リンパケア」を取り入れた途端、びっくりするほど肩が軽くなり、視界がすっきりしたのです。これはいいぞ、と確信し、1年間続けました。

すると、1年前と比べて体重は変わっていないのに顔、特に口周りがひきしまりました。また、1年前は目がやや疲れていたのか半開きのようになっていましたが、1年後はぱっちり開くようになりました。

自分自身の変化に確かな手応えを感じ、今ではインビザラインを始める患者さんすべてに「さとう式リンパケア」のメソッドをお伝えしています。どんなに歯を動かしたところで、その周りにある筋肉バランスが整っていなければいずれは元に戻ってしまうため、そうならないためにも、矯正治療と並行して筋肉にも気を配ってもらうのです。

そうすると、やはり地道に「さとう式リンパケア」を続けた患者さんは私と同じように、特に目元がガラリと変わりました。そして顎周りもスマートになり、小顔になった人も続出しました。人によっては「歯の矯正じゃなくて美容整形をしたんじゃないの？」と驚かれるほど顔つきがまったく異なる患者さんもいます。

もちろん、これらのケアが歯の動きに直接影響する人もいれば、しない人もいるので、一概に「やらなければ矯正治療の期間に大きな差が出ます」というようなことはいえません。しかし、ただ一つ自信をもっていえるのは、治療後の歯の安定には大きく影響するということです。やったほうがより確実に、きれいな口元をキープすることができるのです。

ただし「さとう式リンパケア」を実践するには以下の８つの約束事を守る必要がありますので、くれぐれも注意してください。万が一効果が感じられない場合は、もしかすると何か約束を守れていないのかもしれません。

①軽く触れる

ごく弱い力（20グラム以下の力）で軽く触れるだけです。これだけでも筋肉は十分にゆるみます。

②揺らす

端からそっと揺らすことで、緊張して動かなくなった筋肉を再起動させます。引っ張られて緊張している筋肉は少し縮めながら揺らすと徐々に弛緩してきます。

③力を入れて力を抜く

筋肉には力を入れる命令系統はありますが、力を抜く命令系統はありません。要するに筋肉をゆるませる単独の動作はないということです。筋肉を弛緩させるためには、力を入れて抜くという反動を使うのが有効です。

④息を吐く

筋肉をゆるめるためには、呼吸の仕方も大切なポイントになります。息をゆっくり吐くと、自律神経のうち副交感神経が優位となり、それだけで体の力が抜けていきます。

⑤バランスを取る

体のバランスが前後か左右に崩れていると、筋肉がその一方に引っ張られるので過緊張を引き起こしてしまいます。そうならないために体を筒状にするように意識してバランスを保ちます。

⑥同期同調を利用する

一つの組織を揺らすと、その隣の組織も同様に揺れ始めるのが「同期同調」です。周辺の組織をゆるめれば、対象の筋肉もゆるめることができるのです。

⑦ゆる～い言葉を使う

体も心と同じで、言葉によって緊張も弛緩もします。〝ふにゃふにゃ〟〝だら～ん〟といった言葉を意識して口にすれば、筋肉もどんどんゆるんでいきます。

⑧揉まない・押さない・引っ張らない

これまでに挙げた①～⑦の基本動作は、すべて「揉まない・押さない・引っ張らない」で行うことが絶対条件です。

揉みながら揺らしたり、ストレッチしながら息を吐いたりする人がいますが、そうしたことはすべてNGです。揉む、押す、引っ張るという動作は、筋肉を収縮させます。「揉んだり押したりストレッチしたりすること」と、佐藤先生が提唱している筋肉をゆるめる動き「筋ゆる」とはまさに水と油です。「筋ゆる」の最中にこれらの動作をすると、せっかくの効果がなくなってしまいます。

※『体のコリと痛みに悩まない！　筋肉をゆるめる体操』（佐藤青児・大和書房）より引用

多くの人は、小さい頃から家や学校で「もっと頑張りなさい」とは言われても、「ちゃんと休みなさい」とはあまり言われてこなかったのではないかと思います。だからなのか、私たちは「頑張れ！」と言われたらとことん体を酷使できるのに、「力を抜いてリラックスして」と言われてもなかなかできないのです。患者さんのなかにも「歯を食いしばるクセがあるみたいだから、意識して力を抜くようにしてください」と言うと「え⁉　そんなに力を入れているつもりはありませんでした」と目を丸くして驚く人がいます。それほど、無意識のうちに体の筋肉は緊張してしまっているのです。

でも「さとう式リンパケア」を習得すると、いかにリラックスした状態を体が求めているかが分かるようになります。「こんなにゆるくしても大丈夫なんだ」と気づきを与えてくれます。そして、このホームケアが習慣化されると「今はリラックスするときだ」と体が感じれば自然と力が抜けるようになるのです。これは、歯や顎にとっても非常に良い変化です。

「筋肉をゆるめる」ということがまだイメージしづらい方に、簡単にそれが体感できる方法を佐藤先生が教えてくださったので紹介します。手の甲を上にして、親指と人差し指の骨が交差した部分から人差し指に向かって押していき、痛みを感じるくぼみ部分が「合《ごう》谷《こく》」というツボです。この部分を少し力を入れて押さえてみると、痛さを感じると思います。

では、次に「約20グラムの力で合谷に優しく触れ、息を吸って吐く」という動作を4回繰り返してください。終わったら、両手でグーパー（手を握って開く）を8回繰り返します。これを3セットやってみると、優しい力で触れた場所だけが柔らかくなることを体感してもらえると思います。これが「筋肉がゆるむ」ということです。

「さとう式リンパケア」は魔法のようではありますが、しっかりとした理論に基づいてつくられている実によくできたメソッドです。少し難しい話になってしまうのですが、佐藤先生は人の体は「3つの腔」によって成り立っていると説かれています。

1．口腔《こうくう》

一般的には口の中全体を指す言葉ですが、佐藤先生は口中から咽頭腔、鼻腔までを含んだ部分（首のあたり）を口腔と定義しています。

2. 胸腔《きょうくう》

肩から横隔膜までの肋骨に囲まれた部分です。

3. 腹腔《ふくくう》

横隔膜より下の部分から骨盤を含む鼠径部までのことを指します。

この3つはすべてつながっていて、いちばん上にある口腔の動きに合わせて胸腔や腹腔が広がったりつぶれたりするという考えです。そして、３つを活性化させるためには先述した「耳たぶまわし」で咀嚼筋をゆるめ、体全体に新鮮な空気を取り込むことが重要なのです。いわば、全身の入り口である「口腔」のケアをきちんとすることこそが全身を喜ばせるということです。この「口」をあらゆるものの入り口ととらえる考え方は、第４章で紹介する当院の理念にも近いものがあります。

佐藤先生が教える「さとう式リンパケア」は、このほかにも「腰痛の解消」「足のむくみ緩和」「骨盤の矯正」「ウエストダウン」「バストアップ」などなど、さまざまな悩みにアプローチしています。

口元美人をつくるホームケア④　歯磨きの新常識

自宅で手軽にできるケアの最後は「歯磨き」です。

せっかく矯正治療できれいに整えた歯が虫歯になってしまうなんてもったいないことです。ぜひ正しい磨き方を知り、今まで以上に自分自身の歯を大切にしてほしいと思います。

とはいえ、歯磨きに関しては歯科医師のなかでもさまざまな考え方があります。例えばフッ素を使うことに対して賛成の人もいれば反対の人もいます。大切なのは患者さん自身がどの情報が今の自分に合っていて、何を信じて実行していくかに尽きると思います。

菌には空気を好む菌「好気性菌《こうきせいきん》」と空気を嫌う菌「嫌気性菌《けんきせいきん》」が存在しています。いわゆる、ミュータンス菌に代表される虫歯菌は「好気性菌」で、これらは歯の表面を構成するエナメル質の部分に広がって悪さをします。一方、成人病の一つとされる歯周病の原因となる菌は「嫌気性菌」です。簡単にいえば、空気に触れる部分は歯の表面なので歯ブラシで磨けば取り除けることがほとんどです。しかし、空気に触れにくく湿気が溜まりやすい歯と歯の間や奥歯の隙間、溝などの部分には「嫌気性菌」が繁殖しやすく、そしてここにはなかなか歯ブラシが届きません。

つまり、歯の表面をいくら歯ブラシで一生懸命磨いたところで、歯周病菌（嫌気性菌）は取り除けないのです。

たとえるなら、すぐに目につく部屋の真ん中ばかりを掃除して、すみに溜まったホコリに気づいていないのに「今日も掃除を頑張ったからこんなにきれいになった」と満足している状態ということです。本来の歯磨きというものは、嫌気性菌が溜まりやすい部分ほど重点的に磨く必要があるのに、目に見えないばかりについ磨き残しが多くなってしまうのです。

床などの広い部分を掃除するときには掃除機やモップを使いますが、窓のサッシや家具と家具の隙間をきれいにしたいときには細かいブラシやすみまで届く小さい道具を使うは

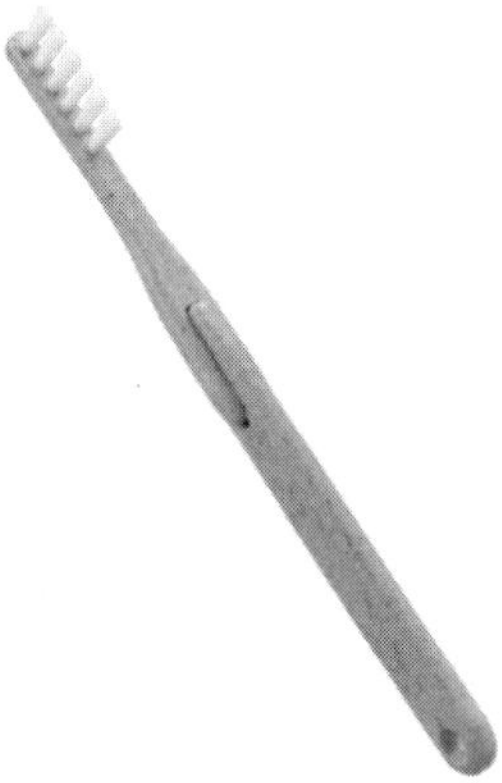

写真4：毛束が1列に並んだ歯ブラシ

ずです。ここに掃除機を用いてもサイズ的にうまく使えないことは一目瞭然だからです。

　これは、歯磨きも同じことです。菌が溜まりやすく歯ブラシが届かない場所を磨きたいときには、その場にあった道具に持ち替えないといけません。歯ブラシ1本ですべての歯を磨くというのは、部屋の至るところをデッキブラシのみで掃除して満足してしまっているようなものなのです。

　そこで私がおすすめしたいのは毛束が1列に並んだ歯ブラシです。

　一般的な歯ブラシは毛束が4列に並んでいるので広い歯の表面を磨くのには適しています。しかし、これでは細かな部分まで行き届きません。毛束が1列の細い歯ブラシなら、虫歯や歯周病になりやすい歯の溝や歯と歯茎の間に自然に入り込み、しっかりと磨くことができるのです。

さらに、フロスを使って歯と歯の間に付着したプラークを取り除くこともちろん重要です。少し手間に感じるかもしれませんが、ぜひ自分の歯にはどんな形がしっくりくるのかを試しながら、目的に応じてケアグッズを使い分けてもらえるとうれしく思います。細い歯ブラシもフロスも、ちょっと品ぞろえの良いドラッグストアであればさまざまな種類が売られています。

・歯磨き粉はいらない

よく「フッ素が配合された歯磨き粉のほうがいいでしょうか」「おすすめの歯磨き粉があれば教えてください」と聞かれますが、私のクリニックでは歯磨き粉は推奨していません。多くの歯磨き粉にはラウリル硫酸ナトリウムという界面活性剤が含まれていて、これらは味覚障害や肌荒れの原因になるといわれています。歯磨きのあと、少し舌がビリビリしたような感覚があるのはこの成分が作用しているからです。また、口の中にある粘膜の吸収力はとても強く、界面活性剤の成分を体内に取り込んでしまう可能性もあるため、できるだけ使わないことをおすすめしているのです。

もちろんすべての歯磨き粉がそうではありませんし、必ずしも人体に大きな影響を与えるわけではないので絶対に禁止とはいいません。しかし、歯磨き粉は爽快感があるので、しっかり磨けていなくてもなんとなくさっぱりした感覚になりますし、よく泡が立つので少し磨いただけで「やったつもり」になりがちです。

では、歯磨き粉を使わずにどうするのかというと、あなた自身の「唾液」を使うのです。唾液には消毒、抗菌の作用があります。ですから、唾液を歯のすみずみまで行き渡らせることほど、虫歯予防に最適な歯磨きの方法はないと私は考えています。また、歯磨き粉をつけて磨くのとは異なり、泡立たないため、口の中が泡でいっぱいにならずに長時間歯を磨くことができます。お部屋を掃除するときはすみずみまで丁寧に時間をかけてやらないときれいにはならないのと同じことです。

もしどうしても歯磨き粉を使わないとすっきりしなくて気持ち悪いという場合は、最初に唾液のみで磨き、仕上げに歯磨き粉を少しつけてブラッシングすることをおすすめします。あるいは唾液磨きのあとにマウスウォッシュをしてもいいかもしれません。

また、舌磨きも重要です。触ってみると分かるように、舌の表面はザラザラとしています。ここには菌が付着しやすく、カンジダ菌というカビが発生しやすいといわれています。これは口臭の原因になるだけでなく、さまざまな全身疾患を引き起こしかねませんので、舌についた汚れ「舌苔《ぜったい》」はこまめに取り除く必要があります。ウイルス感染は咽頭で起きるので、その真上にある舌を清潔に保つことは、風邪予防の観点から見ても大切だと思います。

歯磨きのあとに、柔らかい歯ブラシや舌磨き専用のブラシを使って、舌の付け根のほうから先端に向かって白っぽい舌苔を掻き出します。このときに、力を入れ過ぎると傷をつけてしまう可能性があるので、軽い力で行うようにしてください。

・歯磨きは夜の本気磨き1回だけでいい

小さい頃から、私たちは「歯磨きは朝昼晩、1日3回しましょう」「歯磨きは3分しっかりやりましょう」と教わってきました。朝食のあと、昼食のあと、夕食のあとと、食後は必ず歯磨きをするようにしつけられた人がほとんどだと思います。

それ以外にも、人によっては間食のたびに磨くので、1日5回以上歯ブラシを握っているという人もいるようです。

しかし、私のクリニックでは「歯磨きは1日1回でよい」と教えています。

なぜなら、虫歯の原因であるプラークは24時間かけて形成されるからです。つまり、1日のなかで1回だけプラークを除去すればよいという考え方です。「なんだ、1日1回でいいならめちゃくちゃ楽だ」と思う方も多いと思います。

ただし、その1回は、10分間本気で磨くことが大切です。


虫歯菌は寝ている間に増殖するといわれているので、ベストなタイミングは寝る前の夜の時間帯です。

歯磨きの際はテレビを見たり本を読んだりしながらの「ながら磨き」を推奨しています。唾液だけで磨いていれば、途中でその唾液を飲み込んでしまっても何の害もないので部屋のどこにいても可能です。

私のおすすめの「ながら磨き」は、「湯船に浸かりながら」磨くことです。温かいお湯によって歯肉や粘膜の血行が良くなるので唾液が出やすくなるというメリットがあります。また、唾液を飲み込むのは抵抗があるという方も、浴室ならすぐにペッと吐き出せます。1日を振り返りながら、あるいは明日の予定を組み立てながら磨いていれば、あっという間に10分経っているはずです。

「歯磨きに10分もかけるなんて私にできるかな……」

と初めは不安に思うかもしれませんが、ポーラ文化研究所の調査によると、肌ケアに熱心な女性がスキンケアにかける時間は朝15分、昼3分、夜20分（平日）だそうです。肌ケアに熱心ではないという人でも、朝9分、昼1分、夜9分（平日）という結果が出ています。

皆さん、導入液、化粧水、美容液、乳液……と、いくつも使い分けて念入りにお手入れをし、肌を労っており、すばらしいといつも感心しています。だからこそ、ぜひ、それと同じくらい歯のケアにも時間をかけてみてもらいたいのです。肌は再生しますが、歯は、一度失ったら二度と元には戻りません。

［第4章］

歯は噛むための道具ではない

歯は命とつながっている

30代以上の日本人の約8割がかかっているといわれる「歯周病」は、別名・サイレントキラーともいわれ、自覚症状が出るまでに時間がかかります。ようやく痛みに気づいた頃にはもう歯槽骨まで菌がむしばんでいて手遅れだった……なんてこともあり得ない話ではありません。

実はこの歯周病、単なる歯の病気ではなく「生活習慣病」の一つに数えられているのです。特に、糖尿病と歯周病は切っても切れない関係です。

歯周病を簡単に説明すると、まず歯茎から出血や膿の症状が表れます。そうした炎症による化学物質が血管を通って体内に広がります。これらには血糖値を下げるインスリンを効きにくくする嫌な働きがあるため、糖尿病を発症させたり、あるいは進行させたりするのです。ほかにも、歯周病を放置することで心筋梗塞や脳卒中にかかるリスクも高くなります。

「歯周病って高齢者がかかる病気じゃないの？」と思うかもしれませんが、実は20歳以下でも軽度の歯周病を発症している人は半数以上いるのです。もはや年齢は関係なく、歯があるすべての人に関わる問題です。

また、妊娠をすると歯周病にかかりやすくなるということも知っておいてほしいと思います。

妊婦さんは出産予定日が近づくと「プロスタグランジン」という生理活性物質が増加し、これが一定量を超えると分娩へと進みます。実は、歯周病で歯肉が炎症を起こしている場合、プロスタグランジンが分泌され、早産のリスクが高まるといわれているのです。

実際にアメリカの『Journal of Periodontology』に発表されたOffenbacherらの調査によると、出産後３日以内の母親の歯周病検査をしたところ、口腔内の60％以上に歯周病組織破壊が見られた人は低体重児出産や早産（妊娠24週以降、37週未満での出産）のリスクが７倍以上だったという報告も上がっているのです。

また、九州大学と中国北京理工大学が２０２０年７月に発表した共同研究結果によると、歯周病菌の中に含まれる「ジンジバリス菌」がアルツハイマー型認知症を引き起こす可能性があることが分かりました。つまり、歯周病予防をしっかりすることは、健康を維持することと密接な関係があるのです。

1995年に阪神淡路大震災が起きた際、避難所にいる人たちには歯ブラシがまったく行き届いていませんでした。それよりも寝る場所や食べものを確保するほうが優先され、衛生面の管理は後回しになっていたのです。断水によってうがいすら十分にできない人がたくさんいたと聞いています。当然、入れ歯を洗うこともままならなかったでしょう。

その結果、口の中で細菌が繁殖し、歯周病菌を多く含んだ唾液を飲み込んでしまうことで誤嚥性肺炎を発症する人が続出したのです。2004年5月14日の神戸新聞では、この震災による総死亡者は6434人で、そのうちの14・3%にあたる922人は「震災関連死」で、多くが「誤嚥性肺炎」によるものだと明かされています。

この教訓を活かし、2011年の東日本大震災や2016年の熊本地震では被災者たちの口腔清掃が重要課題として掲げられ、ポスターを貼って口腔ケアを呼び掛けたり各地の歯科医院から歯ブラシの救援物資が届いたりと、大きく変わりました。

さらに、歯周病は肥満を誘発するという研究結果も出ています。

2009年、ハーバード大学公衆衛生大学院（ボストン）の研究者らが、歯周病と診断されたことのない3万7000人のデータを解析し、1986年から2002年までの16年にわたって調査しました。体重の増加やお腹周りのサイズの変化をもとに歯周病の発症との関連を調べた結果、BMIが30以上あった肥満の人は、標準体重の人に比べ、歯周病をはじめとする口腔内の異常が起こる危険が25％から29％高くなっていたことが分かりました。また、歯周病を発症する危険は、ウエストサイズが40インチ（約102センチメートル）以上の人ではそうでない人より19％も高いという結果も明らかになっています。

きれいな口元を保つためにオーラルケアは欠かせないとお話ししてきましたが、実はそうしたケアは命の安全にもつながっているというわけです。

歯は何のためにあるのか

当院は、1993年に福岡で開業して以来、「歯は臓器」というコンセプトを掲げて治療をしてきました。初代院長の村津和正は長年の研究から、歯が自律神経や血圧に影響を及ぼしていて、体のあらゆる部分と関連し合っているということを導き出したのです。歯周病を例に説明してきたとおり、歯が全身に影響を与える器官であるということは今でこそよく知られるようになったものの、１９９０年代はまだ「歯は噛むためだけの道具に過ぎない」という考えのほうが主流だったので、当時はさぞ苦労したのではないかと思います。

その後も私たちは、「歯は臓器である」という教えを守り、治療を施してきました。

この「歯は臓器」という考え方は、決して単なる誇張ではありません。

虫歯菌や歯周病菌が全身を巡ることであらゆる病気を引き起こし、時には命を落としてしまう可能性もはらんでいます。つまり、歯は命の中心点に位置しているのです。また、膵臓や肝臓など、すべての消化器官の入り口、つまり口腔内に歯はあります。これほどまでに大切な体の一部は「臓器」といってもよいと思うのです。

人の誕生は、卵子と精子が出会って受精卵をつくるところからスタートします。徐々に細胞分裂を繰り返し、受精してから３週間後に３つの胚葉《はいよう》に分かれます。内胚葉からは呼吸器や消化器が、中胚葉からは筋肉や骨、心臓が、外胚葉からは脳や神経などができていくのです。

歯はどれに分類されるかというと、実は、脳や神経と同じ「外胚葉」から発生します。脳や神経の一部といわれると、「痛いから削る」「邪魔だから抜く」「なくなったら入れ歯で代用する」なんて、軽々しく考えられないはずです。

それに、歯は神経があるからこそ冷たいものを食べたらしみますし、虫歯が悪化したら痛みも感じます。「痛い」とか「冷たい」といった「感覚」を感知できる紛れもない感覚神経なのです。私たちは、視覚・味覚・触覚・嗅覚・聴覚といった「五感」と同様に、感覚の一つであると考えています。

これを前提とすると、五感に良い刺激を与えることで脳神経は活発化しますから、歯が不快感を感知したときには悪い脳反射が起こるといえると思います。それは例えば悪い噛み合わせによるものだったり、ワイヤー矯正による不快感だったりとさまざまです。だからこそ、私たちは歯という感覚神経が喜ぶための処置を施したいと常々考えているのです。

歯や口は単なる道具ではなく「命の入り口」

私たちは、当たり前のように食べものを噛み切り、砕き、すりつぶすなどして、日常的に歯を使っています。では、その歯がなくなったら、まず、食べられるものが限られてしまいます。幸い、現在は介護食や離乳食のような噛まずに飲み込める柔らかい料理を用意できるのでなんとか生きていくことができますが、これが野生動物なら死を待つのみです。人間も、噛まずに飲み込める食事があるとはいえ、栄養には偏りが出てしまうので健康を維持するのは難しくなります。認知症予防に効果的なのは「よく噛むこと」だという研究結果がたくさん出ていることからも、噛むことと健康長寿には深い関わりがあることは明らかです。

また、これは意外と知られていないのですが、私たちは言葉を発する際に歯を使っています。例えば「サシスセソ」は、歯擦音《しさつおん》といって、擦り合わせた上下の前歯の隙間から息が漏れることで発音しています。試しに、上下の前歯が触れないようにサ行を口に出してみてください。きっと面白いくらいにうまく発声できないはずです。だから、出っ歯やすきっ歯など前歯の噛み合わせが悪い人の声は一部聞き取りにくいのです。

また、奥歯を失うと「ハヒフヘホ」や「ラリルレロ」の発音も悪くなるといわれています。

ですから、アナウンサーや声優など声を仕事にする方、また日本語よりも複雑な発音が求められる外国語の習得を目指している方のなかには、歯並びに気を配っている人が非常に多いのです。実際、たくさんの番組で活躍しているアナウンサーのなかには歯列矯正を経験したことがあるという人が意外といるのです。

歯はこのように、ただ噛むだけの道具ではなく、私たちの健康や生活そのものを支えてくれる大切な存在です。当院では歯や口は「命の入り口」であると考えています。

①体づくりの入り口

ものを口から食べられるというのは普段はごく当たり前のように感じますが、これほど幸せなことはありません。例えば、もしも「今日から1週間、栄養は点滴で体内に取り入れるので口から食事を取るのは禁止します」と言われたとします。必要なエネルギーは蓄えられるため、お腹はすかないとしても、どこか寂しく感じる人が多いと思います。「おいしい」と感じながら口を動かし、歯で食材の味を噛み締めるという一連の動作が筋肉や臓器を正常に機能させ、細胞を活性化することで人間本来の力を発揮できるのです。

このように、細胞を元気にするための食事指導にも当院では力を入れています。

②社会の入り口

「さとう式リンパケア」の8つの約束事でも紹介したように、日頃、口から出てくる言葉が、その人の体をつくっているともいえます。「笑うこと」が免疫力向上につながるという調査報告があるように、それほど口から発するコミュニケーションは重要だということです。私たち自身も言葉の大切さを一つひとつ理解して使うことを心掛け、「大丈夫」「うまくいく」「ありがとう」などポジティブな言葉を口から発することを意識しています。

③不調の入り口

年配の方が入れていることの多い金歯や銀歯に含まれている「パラジウム合金」は、

2002年にはWHO（世界保健機関）が「危険物」と認定し、さまざまな健康被害が報告されています。金属アレルギーの原因になるだけでなく、唾液によって少しずつ溶け出して体内に蓄積されることで頭痛や肩こりなど体にさまざまな不調をきたすのです。歯や口は栄養や幸せを取り入れるだけでなく、このような危険な物質を全身に取り入れてしまう「入り口」でもあります。私たちはこのような歯科金属は除去し、安全な材料のみで治療を行うことをモットーとしています。

④病気の入り口

歯周病は死亡原因の第2位である心疾患、第3位の誤嚥性肺炎、第4位の脳血管疾患に関連しているといわれています。最近はアルツハイマー型認知症にもつながる可能性があるとの研究結果も報告されています。つまり、歯周病を予防することは歯だけではなく健康な体と命を守ることにつながっているのです。

⑤能力開放の入り口

のちほど詳しく紹介しますが、私たちはオリンピック選手のサポートも手掛けていて、「噛み合わせ」を正すことで試合で良好な結果を出す選手たちを数多く見てきました。また、右側の噛み合わせが悪いと右側を怪我しやすいということも分かっています。

実際、世界を舞台に活躍しているトップアスリートの多くは歯のメンテナンスに力を入れていることは常識です。例えば、重たい荷物を持つときは歯をぐっと噛み締めて踏ん張ります。このとき、上下の歯の噛み合わせが悪いと体のバランスが取りづらくなり、本来のパフォーマンスが発揮できません。スポーツは全身のバランスがものをいいます。アスリートたちは歯を大切にすることが競技の成績を左右することを身をもって実感しているのです。例えばフィギュアスケーターとして世界中で人気を誇る宇野昌磨選手や坂本花織選手も歯列矯正をしています。好成績を残す彼らの活躍の裏に「歯」の重要性が隠れていることは紛れもない事実なのです。当院の矯正治療でも、アスリートはもちろんのこと、一般の患者さんにおいても、一人ひとりのパフォーマンスを最大限に引き出すことを意識して治療を行っています。

どれをとっても私たちが生きていくうえでとても大切な入り口です。こうした歯を通して全身の健康を考えた治療のことを、歯は大切な臓器の一つであるという考え方から、私たちは「歯臓治療」と呼んでいます。

見た目も機能も兼ね備えた歯を目指して

一般的な噛み合わせ治療は歯や顎を大きく動かすイメージが強いのですが、髪の毛が口に入り噛んでしまったときに違和感を感じるように、当院では噛み合わせは髪の毛一本分の些細な違いが、脳にストレスを与えると考えています。私のクリニックではまるでピアノを調律するかのごとく、シリコンゴムを使って歯を一本一本微調整していきます。初めて体験した方は「本当にこれで治るの?」と少し不安そうな顔を見せますが、最終的には納得していただけることがほとんどです。

当院では、これまでに1万4000人以上の患者さんの口腔内を診てきました。近年は噛み合わせが少しずつ注目を集めているからなのか「スポーツで結果を出したい」「もっと集中力をつけたい」というように、自分の可能性を広げるために噛み合わせの治療を希望する人が増えています。そして実際に、当院で噛み合わせを調整した方、とりわけスポーツ選手は目に見えて成績が上がっているのです。

例えば、やり投げ選手として五輪に出場した経験をもつ、とある男性は、首を痛めたことがきっかけとなり、左腕の麻痺に苦しんできました。鍼治療や整体はもとより、ありとあらゆる病院をまわっても回復の兆しは一向に見えず、寝るときでさえも痛みが走ってつらい日々が続いたといいます。

そんなときに当院で行っている、噛み合わせ治療に興味をもち、「何もしないよりは……」と、訪ねてくれたのです。まずは体重計に乗って体のバランスを測定し、力の入り方などを確認しました。そして、ほんのわずか、歯を削って噛み合わせを調整しました。

すると彼は「ここに来るまでは首がまったく動かなかったのに、今は全部動くし痛くない!」と、うれしそうに言ったのです。その後、着実に選手としての勘を取り戻し、2021年現在も現役として華々しく活躍しています。

インビザライン矯正治療で本当の自分の姿が手に入るように、噛み合わせ治療では眠っていた本来の能力を呼び覚ますことができるのです。

たかが歯、されど歯。

歯はこれほどまでに大切なものなのです。インビザラインによって美しい口元や歯を手に入れた方にはぜひ噛み合わせの重要性も知ってもらい、トータルで健康的な美を手に入れてほしいと強く願っています。

おわりに

「矯正することできれいになる喜びを日々感じ、笑顔も自然と増えました」

「最初はインビザラインに慣れず、取り外しを面倒に感じたり、歯の痛みがあったりもしました。ワイヤー矯正より目立たないといっても、矯正していることを少し恥ずかしいとも思っていました。でも、周りからもしていることに全然気づかなかった、と言われ、自分が思っているよりも気にならないんだと安心して矯正ライフを楽しむことができました。歯並びが良くなり、顔つきも変わり、周りから褒められることも増え、本当にして良かったと思います。人生が変わりました」

「鼻呼吸がしにくく、口呼吸になってしまいがちだったのが、鼻呼吸がスムーズにできるようになりました。ぜひ、矯正をして歯並びがきれいになっていく感動を味わっていただきたいです。三嶋先生やスタッフの皆さんはとても優しく寄り添ってくださいます。また、歯並びだけでなく、心も体も健康に、きれいになっていくのが実感できます。インビザラインは、目立たないので、本当におすすめです」

　インビザライン矯正を受けた患者さんの、実際の声です。

　歯列矯正をしようと考えている女性の多くは、うつむきがちで自信なさげに話します。おそらく長い間、コンプレックスと闘ってきたのでしょう。しかし、治療を重ねるごとにその表情やオーラが少しずつ変化していくのです。そして、治療を終えると何度も何度もいろんな角度に顔を動かしながら鏡を見て「すごい！　自分の顔じゃないみたい！」と、照れくさそうに笑います。


　歯を整えるということは、突き詰めれば「自分の内面と向き合うこと」だと私は考えています。自分がひた隠しにしてきたコンプレックスを他人にさらけ出し、人によっては「気になっていない」と自分自身に言い聞かせ、見て見ぬふりをしてきた嫌な部分を、真正面から受け入れなければなりません。

　その作業は思っているよりもずっと大変で苦しいものです。一朝一夕にどうにかなる問題ではないので「早く治したい」と焦る気持ちを抑えながら、マウスピースを装着し、ホームケアを頑張る……。確固たる決意がなければ、矯正治療は続きません。だからこそ、インビザラインによる矯正で数年かけて見違えるように変わった患者さんの姿を目にする瞬間がなによりうれしいのです。

なぜなら、その瞬間、努力によって生まれ変わった新しい自分を好きになり、自信に満ち溢れる姿となっているからです。

私は、治療を通して患者さんの幸せを常に願っています。

私の知り合いで幸せそうに人生を送っている人に共通しているのは、みんな自己肯定感が高く、自分を心から大切にしている点だと、あるとき気づきました。だとすれば、インビザライン矯正治療のゴールは、患者さんが自信をもって自分を好きになり「自分は幸せだ」と言える人生を送ることだと思うのです。

人生は一度きりです。

もしも今、治療をすべきかどうか迷っているのであれば、思い切ってインビザライン矯正治療の道を選んでみてください。その道の先には、あなたをこれまで苦しめてきたコンプレックスが、あなたの最大の魅力へと変わる未来があります。最高の笑顔を手に入れて幸せそうに笑っているあなたが、未来できっと待っています。

最後に、本書ではこれまでインビザラインについてお伝えしてきましたが、私は決してこれが最高の治療法だとは考えていません。この先、さらに技術が進化すればもっと良い方法が登場することでしょう。もしもそれがインビザラインよりも優れたものであれば、私はきっとそちらを選びます。患者さんにとってベストな治療を尽くすことが、私の使命だと思うからです。

三嶋一平

本書に寄せて

「インビザライン矯正治療を導入したいと思っているんですが……」

２０１５年の夏頃、真剣な顔で当院の矯正医である三嶋が話し掛けてきました。当時はまだそこまでインビザラインは日本の歯科業界に浸透していませんでしたが、三嶋が仕事の合間をぬって東京まで毎月のようにセミナーや勉強会に足を運んでいる様子を見ていたので、私自身も少し興味をもち始めていました。三嶋とは長い付き合いでしたし、絶対的な信頼をおいていたので、私は開口一番にこう答えました。

「うん、いいんじゃないですか」

すると、三嶋はちょっと申し訳なさそうに続けます。

「……ただ、インビザラインを始めるために欠かせない機械など、導入の費用も高いので……」

当時は先代が亡くなったばかりで「あの村津和正先生に診てもらえないなら意味がない」と、患者さんの足が少しずつ遠のいていた頃でした。経営的には非常に厳しく、最悪本書が出版されるにあたり、三嶋の矯正医としてのプライド、そして患者さんとの向き合い方を改めて知ることができ、あのとき彼の言葉を信じて任せてよかったと、心から思いました。そしてなにより、今日までともに働いてくれていることに、改めて感謝の念を強く抱きました。

最後になりましたが、「さとう式リンパケア」の掲載を許可してくださった佐藤青児先生に心より御礼申し上げます。

医療法人むらつ歯科クリニック 理事長　村津大地

【参考資料】

『体のコリと痛みに悩まない！　筋肉をゆるめる体操』（佐藤青児・大和書房）

『笑顔を長所にする　マウスピース歯列矯正』（瓜生和彦・幻冬舎メディアコンサルティング）

口元美人を叶える インビザライン矯正治療

二〇二一年八月二七日　第一刷発行

著　者　三嶋一平

監　修　村津大地

発行人　久保田貴幸

発行元　株式会社　幻冬舎メディアコンサルティング
〒一五一-〇〇五一　東京都渋谷区千駄ヶ谷四-九-七
電話　〇三-五四一一-六四四〇（編集）

発売元　株式会社　幻冬舎
〒一五一-〇〇五一　東京都渋谷区千駄ヶ谷四-九-七
電話　〇三-五四一一-六二二二（営業）

印刷・製本　シナノ書籍印刷株式会社

装　丁　田口美希

検印廃止

Printed in Japan　ISBN 978-4-344-93250-0 C0047

幻冬舎メディアコンサルティングＨＰ　http://www.gentosha-mc.com/

本書についての
ご意見・ご感想はコチラ

【著者】

三嶋一平（みしま　いっぺい）

医療法人むらつ歯科クリニック勤務医
インビザライン・ジャパン公認プラチナステータスドクター

18年間の矯正臨床経験があり、インビザラインを使用した矯正治療のスペシャリスト。矯正治療を広い視野からとらえ、単に歯並びをきれいにするだけでなく、歯並びに影響を与える口周りの筋肉バランスや、噛み合わせのバランスを精密に調整することなどを重要視し、治療の先にある患者さんのハッピーに焦点を当てる治療を行っている。

【監修】

村津大地（むらつ　だいち）

医療法人むらつ歯科クリニック理事長

「歯は臓器」をモットーに、歯と全身の健康を考えた歯科治療を提供している。医院は全国でも珍しい自費治療を専門とした総合歯科医院であり、ビル一棟丸ごと歯科医院を経営し、診療台29台と圧倒的なキャパシティをもって治療を行っている。患者さんの6割が県外から来院しており、最先端の治療を時間をかけて丁寧に行うことが特長。噛み合わせ治療も得意としており、治療した陸上選手7人が２０１９年世界陸上に日本代表として出場した。